医学中的硬"核"诊疗

我在核医学科当医生

夏伟　主编

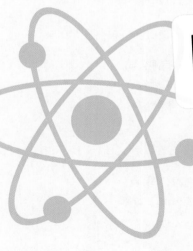

中国出版集团有限公司

 世界图书出版公司
上海　西安　北京　广州

图书在版编目（CIP）数据

医学中的硬"核"诊疗：我在核医学科当医生 / 夏伟主编 . -- 上海：上海世界图书出版公司, 2024.10
ISBN 978-7-5232-1645-3

Ⅰ. R81

中国国家版本馆 CIP 数据核字第 2024B3Z850 号

书　　名	医学中的硬"核"诊疗——我在核医学科当医生	
	Yixue zhong de Ying "He" Zhenliao—— Wo zai Heyixueke dang Yisheng	
主　　编	夏　伟	
出 版 人	唐丽芳	
责任编辑	陈寅莹	
装帧设计	南京展望文化发展有限公司	
出版发行	上海世界图书出版公司	
地　　址	上海市广中路 88 号 9-10 楼	
邮　　编	200083	
网　　址	http://www.wpcsh.com	
经　　销	新华书店	
印　　刷	江阴金马印刷有限公司	
开　　本	787mm × 1092mm　1/16	
印　　张	14.00	
字　　数	260 千字	
版　　次	2024 年 10 月第 1 版　　2024 年 10 月第 1 次印刷	
书　　号	ISBN 978-7-5232-1645-3/R·748	
定　　价	80.00 元	

主编介绍

夏 伟

主任医师，教授，博士生导师。上海市浦东新区公利医院核医学科主任。

从事核医学工作20余年，先后入选了上海市学科带头人，上海市高级中西医结合人才，浦东新区领先人才、学科带头人。

擅长肿瘤的早期分子影像筛查、中晚期肿瘤的分子影像学精准诊断和内照射靶向治疗，以及甲状腺功能亢进症的诊疗一体化。

发表学术论文80余篇，获得上海市科技进步奖2项、上海市医学科技奖1项，上海市浦东新区科技奖3项，获得10余项发明专利授权。

编委名单

主　编

夏　伟

编　委（按姓氏笔画排序）

马忠娜　王国玉　叶　颖　庄菊花

麦中超　肖文娟　宋雅楠　张　苗

范俊勇　赵志颖　韩　洋　游　强

序

核医学，顾名思义，是利用核技术进行疾病诊断、治疗、预防和研究的学科，是医学与核技术、生物学技术、计算机技术等多个现代科学技术相结合的产物。核医学通过放射性核素示踪剂的引入，丰富了疾病诊断、精准定位和有效治疗的手段，也为患者带来了新的希望，核医学已经发展成为临床上不可或缺的综合性学科。

核医学的发展历史可追溯到19世纪末，起源于天然物质放射性的发现。1896年法国物理学家亨利·贝克勒尔（Henri Becquerel）发现天然放射性现象；1898年居里夫妇发现放射性元素钋和镭……这些发现迅速引起科学家对放射性现象和放射性物质的探索，随后放射性核素在医学领域应用并逐渐发展。但由于天然放射性物质具有半衰期较长等缺点，放射性核素在医学领域的应用范围受到限制。直至1931年，美国物理学家欧内斯特·奥兰多·劳伦斯（Ernest Orlando Lawrence）和他的学生制成了第一台回旋加速器，开启了人工制造放射性同位素的里程碑。紧接着，1934年，居里夫妇成功制备了第一个人工放射性核素^{30}P，自此拉开了人工制造放射性核素在生物医学应用的序幕。例如1938年，^{32}P首次用于治疗慢性骨髓性白血病患者取得成功；同年，单光子锝（^{99m}Tc）被发现；1939年，放射性碘（^{131}I）首次用于诊断甲状腺疾病。1942年，第一座核反应堆在芝加哥大学建成，人工放射性核素的研发进程得以稳步推进；另一方面，核物理、核化学等学科的快速发展，推动着核医学的发展。

20世纪50年代，美国科学家罗伯特·纽厄尔（Robert Newell）首先提出了"Nuclear medicine"的概念，初步确立了医学领域的"核医学"学科，从此拉开了现代核医学的发展序幕。核医学诊疗技术随着核技术应用的日渐成熟，而得到蓬勃发展，从而为核医学的临床应用奠定了基础。1958年，安格（Anger）发明了γ闪烁照相机，核医学显像由静态开始转为动态检查，极大地促进了核医学扫描技术的进展。随后，PET、SPECT相继问世并应用于临床，实现全身显像和断层显像。21世纪，PET/CT、SPET/CT、PET/MRI问世，核医学进入多模态发展阶段，在临床应用中前景广阔。

在过去的几十年里，核医学经历了从最初的探索到如今的成熟应用，从最基础的放射性示踪技术到多模态融合技术，从简单的放射免疫测定到复杂的分子影像学，核医学的技术和方法不断革新，其应用范围也日益广泛。在诊断层面上，利用放射性核素示踪剂技术进行医学成像，获得身体组织和（或）器官的血流灌注、功能代谢、分子结构、形态位置和大小等信息；或利用体外放射分析、标记免疫分析等进行超微量测定生物活性物质等，揭示机体的代谢变化，为临床医生进行疾病诊断、治疗方案拟定、预后判断及病因学研究等提供有力的科学依据。在治疗层面上，利用放射性核素的辐射生物效应，针对病变部位进行高效精准的打击，杀伤病变细胞和组织，从而达到治疗的目的。

作为现代医学领域的一个重要分支，核医学逐渐进入公众的视野。然而，由于大多数公众对核医学的认识有限，常常"谈核色变"，对核医学产生恐慌情绪。因此，核医学的相关知识亟待普及，让更多的人了解核医学的真实面貌和它在医学领域的重要性。本书将在顺应时代发展、传承经典的同时引入领域新进展，助力核医学相关知识的传播与推广。本书根据不同的主题划分为不同的章节，运用大众能接受的语言，并辅以图示，将故事性、趣味性与科学性相结合，展现核医学的魅力。希望本书的出版能够帮助大众了解和认识核医学，接近和接受核医学，最终受益于核医学。

吕中伟

上海市第十人民医院副院长

上海市甲状腺疾病研究中心副主任

同济大学临床核医学中心主任

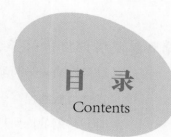

目 录
Contents

第一章　"核"护您的甲状腺

小器官大威力——甲状腺　　　　　　　　　　　　　2

甲状腺疾病诊断一招鲜——甲状腺摄碘率　　　　　7

冷热自知——甲状腺结节的疑惑　　　　　　　　　11

升降有意——解读甲状腺验血报告　　　　　　　　17

液体手术刀——甲亢治疗核医学来终结　　　　　　21

核弹追踪，靶向清除——甲状腺癌转移灶　　　　　25

寻找迷失的甲状腺——核医学有妙招　　　　　　　31

碘盐的困惑——吃还是不吃　　　　　　　　　　　34

第二章　探秘肿瘤的那些事

辨认肿瘤的照妖镜——PET/CT　　　　　　　　　　41

火眼金睛识肿瘤——PET/MR　　　　　　　　　　46

照亮肿瘤的新武器——FAPI显像　　　　　　　　　50

围剿肿瘤——碘-125粒子对癌细胞的精准爆破　　　53

阿尔法驱动肿瘤燃烧——肿瘤治疗的新方法　　　　57

硬核抗癌——肿瘤的诊疗一体化　　　　　　　　　62

应对狡猾的神经内分泌肿瘤——诊疗一体化的秘密武器　66

第三章　骨骼疼痛知多少

骨骼疼痛——洞幽察微寻病因　　　　　　　　　　71

良性骨病的侦察兵——骨显像　　　　　　　　　　75

骨转移瘤的探照灯——多模态显像　　　　　　　　78

骨质疏松症诊断金标准——双能骨密度仪　　　　　82

骨肌相连——肌少症诊断有利器　　　　　　　　　87

治疗顽固性骨痛——三大撒手锏　　　　　　　　　93

第四章　走进心脏微观世界

心痛的来源——心脏血管网的秘密　　　　　　　　99

CT造影看不到的心脏微循环——核素心肌血流灌注显像　　103

心脏细胞活力判定金标准——心肌代谢显像　　　107

PCI术后为何做核医学检查——安全精准的最优选择　　110

鉴别心肌淀粉样变——核医学无创显像　　　　　113

心脏的"泵"力如何——核医学一站式多功能检查　　117

肿瘤病人为何要做心脏检查　　　　　　　　　　120

第五章　打开神经世界的大门

精准定位癫痫病灶——核医学探秘"脑电"风暴　　127

助力老年痴呆的早期诊断——核医学新武器　　　131

火眼金睛识别脑卒中——核医学脑血流灌注显像　　135

脑胶质瘤疗效的判读——核医学代谢显像　　　　139

抑郁有多深——核医学帮你来探查　　　　　　　143

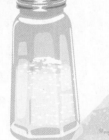

第六章　强大的功能检查
——核医学与传统影像的本质区别

揭秘传统影像难以捕捉的秘密

　　——核医学功能显像的卓越之处　　　　149

糖尿病肾功能损伤的早期识别——肾动态显像　152

常见"结石"的元凶——甲状腺旁腺功能显像　155

黄疸原因的侦查——肝胆动态功能显像　　　159

让幽门螺杆菌无处可遁——呼气试验　　　162

高血压久治不降？PET新探针揭示原发性醛固酮

　　增多症之谜　　　　　　　　　166

第七章　无处不在的辐射——如何正确应对

辐射多可怕——揭秘核医学检查那点射线　　173

谈核不色变——居民环境辐射大统计　　　176

辐射发展史：从未知到应用的探索之旅　　181

一面是上帝——辐射的民生应用　　　　186

一面是地狱——辐射的危害　　　　　188

辐射领域历史人物——诺贝尔奖获得者　　192

参考文献　　　　　　　　　　　197

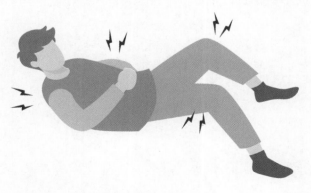

第一章
"核"护您的甲状腺

小器官大威力——甲状腺

一位身材纤瘦的年轻女性步入我的诊所，向我诉说："医生，我最近常常感到心慌。我去看了心内科，他们说我心脏没有问题，可能是甲状腺出了状况，建议我来找您。请问甲状腺是什么？这个病容易治疗吗？"

最近几年，甲状腺相关疾病的发病率逐渐升高，使得甲状腺体检的普及程度也随之提高。许多人开始了解到人体内存在着一个名为"甲状腺"的小器官，然而大多数人并不清楚其功能的强大，以及它在人的一生中持续不断的作用。接下来，让我们一起来了解甲状腺在人体中的功能。

"大威力"的甲状腺功能

甲状腺能够制造并释放一种名为甲状腺激素的物质，它会随着血液流动到全身各个器官和组织中。这种激素的作用是指挥和调节各个器官组织的正常运作。如果甲状腺的功能过于活跃，会导致甲状腺功能亢进症（简称"甲亢"）；相反，如果甲状腺功能低下，则会出现甲状腺功能减退症（简称"甲减"）。甲状腺的主要功能如下：

（1）促进生长发育：甲状腺在儿童的骨骼、肌肉和神经系统的发育过程中起着关键的作用。如果在胚胎期、新生儿期或婴幼儿期，甲状腺未能正常工作或者完全缺失，可能会导致甲状腺功能减退症。在这种情况下，若未能及时治疗，儿童的身体和精神发育将会受到严重影响，最终可能导致智力低下和身材矮小，即所谓的"呆小症"（图1-1）。

（2）促进代谢：甲状腺激素在大多数组织中能提高耗氧量，从而增强产热效应，有助于维持基础代谢和生理活动的正常运作。

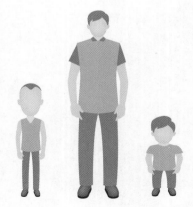

呆小症患者　　正常人　　侏儒症患者

图1-1 "呆小症"患者、侏儒症患者和正常人身高对比

当甲状腺的工作效率超出正常范围时，可能会产生过多的甲状腺激素，导致人体整体的新陈代谢加快。这通常表现为食欲增加，但体重却不断下降，并且常常大量出汗。反之，如果甲状腺的工作效率降低，产生的甲状腺激素不足，则会使得人体新陈代谢减慢，使人容易感到冷和乏力。

（3）参与调节心血管系统：甲状腺激素在调节心脏跳动频率、心脏节律和心肌收缩能力方面发挥着关键作用，这对于心血管系统的正常运作至关重要。当甲状腺分泌过多的甲状腺激素时，可能会引发胸闷、心慌等症状，甚至进一步导致严重的心房颤动和心力衰竭问题。反之，如果甲状腺功能减退，可能会出现心动过缓和心律不齐等心脏相关症状。

（4）参与调节神经系统：甲状腺激素在调节神经系统的兴奋性和传导速度方面发挥着关键作用，对于保持正常的精神状态和神经功能至关重要。当甲状腺的功能过于活跃时，可能会出现一些症状，如话多、好动、紧张、焦虑、易怒、失眠、注意力不集中，以及手部和眼睑的震颤等。相反，如果甲状腺功能低下，可能会导致记忆力减退、反应迟钝、嗜睡、耳鸣、头痛、腱反射缓慢及协调能力下降等问题，这些都会对日常工作和学习产生影响。

（5）参与调节免疫系统和内分泌系统：甲状腺激素对免疫系统的细胞活性和功能具有重要影响，它在维持机体的免疫平衡中起着关键作用。一旦甲状腺功能出现异常，无论是过高还是过低，都会导致人体免疫力下降，使人更容易生病。对于女性来说，甲状腺功能异常还会引发月经失调、生育困难甚至流产等问题（图1-2）。

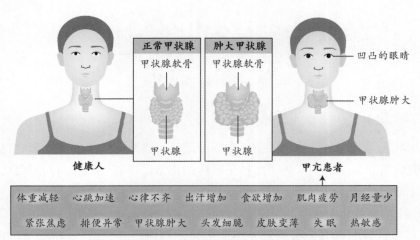

图1-2 甲亢患者与正常人对比容易出现心律不齐、食欲增加等症状

"小器官"甲状腺的位置和形态

既然甲状腺的功能这么重要，那么，甲状腺在人体的哪个部位呢？大小和形状如何呢？

甲状腺坐落在颈部的前部，外形宛如一只蝴蝶，拥有2个侧叶和1个峡部。这个细小的峡部位于第二到第四气管软骨环之前，连接左右两侧叶。两侧叶分别位于喉部与气管的两侧，上端可触及甲状腺软骨的中部，下端则延伸至第四气管环。稍微低头就能触摸到甲状腺，吞咽食物时，它会随着喉部上下移动。有时候，峡部的上端会伸出锥状叶，长度不等，部分人的锥状叶甚至可以抵达舌骨平面。锥状叶是甲状腺发育过程中的残留部分，一般不会影响甲状腺的功能。在青春期，甲状腺发育成熟，重量为15～30克。成年人的甲状腺平均重20～30克，但具体重量和大小可能因个体差异而有所不同。甲状腺的侧叶通常宽2～2.5厘米，高4～5厘米；峡部的宽度和高度都约为2厘米（图1-3）。

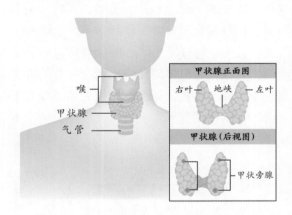

图1-3　甲状腺位置和形态图

如何保持甲状腺的健康

甲状腺是我们身体中至关重要的内分泌腺，其分泌的甲状腺激素对我们的整体健康有着深远影响。为了维持甲状腺的正常运作和健康，我们需要培养良好的生活习惯和饮食习惯。以下是从几个关键方面进行详细阐述：

（1）均衡饮食：保持甲状腺健康的基石是维持一个均衡的饮食。为了确保身体获得足够的营养，我们需要摄取适量的蛋白质、脂肪、糖类（碳水化合物）以及各种维生素和矿物质。尤其是碘元素，它是甲状腺健康的重要因素，可以通过食用海带、紫菜等富含碘的食物来补充，但是要避免过量摄入。此外，增加新鲜蔬菜和水果的摄入量，同时限制高脂肪和高热量食物的摄入，这对保持整体身体健康至关重要。这样的饮食习惯不仅有利于甲状腺健康，还有助于预防其他与饮食相关的疾病发生。

（2）规律运动：通过定期的身体锻炼，我们可以有效地维护身体的健康状态，并且提高自身的免疫力。建议每周至少投入150分钟进行中等强度的有氧运动，例如，快走、骑自行车等。此外，适量的力量训练，如举重、俯卧撑等，也对增强肌肉力量和提高身体新陈代谢水平大有裨益。

（3）保持良好作息：保持身体健康的关键之一是拥有良好的作息习惯。首先，建议每天保证7～8小时的充足睡眠时间，最好在晚上11点前入睡以避免熬夜，因为熬夜会对身体造成负担，影响健康。其次，久坐不动也会对身体产生不良影响，因此建议每小时起身活动一次，这可以帮助缓解身体疲劳，保持精力充沛。总的来说，良好的作息习惯对于维持身体健康至关重要。

（4）避免精神压力：精神压力可能对甲状腺功能产生负面影响，甚至诱发甲状腺疾病。因此，我们需要学会有效管理情绪和释放压力。例如，听音乐、练瑜伽或冥想等方法可以帮助我们放松身心。同时，避免长时间处于高强度的工作状态，应合理规划工作与休息时间，以保持身心健康。

（5）定期检查甲状腺：定期检查甲状腺可以及早发现甲状腺疾病，及时进行治疗。建议每年进行一次甲状腺功能检查，包括甲状腺激素水平、抗体检查等。此外，如果家族中有甲状腺疾病患者，应该增加检查频率。

（6）合理用药：一些药物可以影响甲状腺功能，如抗抑郁药、抗癫痫药等。因此，在使用药物之前，应该先咨询医生或药师的建议。如果患有甲状腺疾病需要治疗，应该在医生的指导下使用药物。

（7）避免暴露于射线：暴露于射线可以增加患甲状腺疾病的风险。因此，我们应该尽量避免暴露于射线的环境中，如减少在放射性环境中的停留时间，使用防护用品等。此外，孕妇应该注意避免接触射线，以免影响胎儿的健康。

（8）戒烟限酒：吸烟和饮酒可以影响甲状腺功能，增加患甲状腺疾病的风险。因此，我们应该戒烟限酒，以保持身体健康。同时，避免吸入二手烟也有助于预防甲状腺疾病。

概括来说，尽管甲状腺在我们体内微小，却是一个至关重要的腺体，它分泌的甲状腺激素对我们身体健康具有深远影响。为了确保甲状腺的健康，我们需要培养良好的生活习惯和饮食习惯。这包括均衡饮食、规律运动、保持良好的作息、避免精神压力、定期进行甲状腺检查、合理用药、远离射线辐射及戒烟限酒等措施，这些都有助于预防甲状腺疾病的发生和发展。同时，如果出现任何甲状腺疾病的症状或体征，应立即寻求医疗帮助并接受治疗（图1-4）。

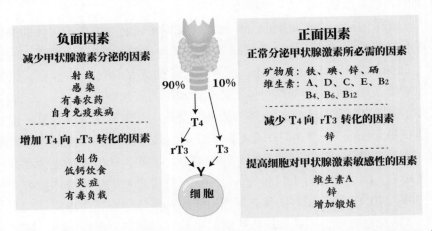

负面因素

减少甲状腺激素分泌的因素

射线
感染
有毒农药
自身免疫疾病
- - - - - - - - - - - - - - - - -

增加 T4 向 rT3 转化的因素

创伤
低钙饮食
炎症
有毒负载

90% 10%

T4

rT3 T3

细胞

正面因素

正常分泌甲状腺激素所必需的因素

矿物质：铁、碘、锌、硒
维生素：A、D、C、E、B2
        B4、B6、B12
- - - - - - - - - - - - - - - - -

减少 T4 向 rT3 转化的因素

锌
- - - - - - - - - - - - - - - - -

提高细胞对甲状腺激素敏感性的因素

维生素A
锌
增加锻炼

图1-4　影响甲状腺功能的因素，包括维生素等正面因素和射线等负面因素

甲状腺疾病诊断一招鲜
——甲状腺摄碘率

小李匆忙赶到医院的核医学科，手中紧握着甲状腺功能测试报告单，脸色忧虑地问医生："您看看我的T_3、T_4、FT_3、FT_4指标全线上升，这是否意味着我可能有甲亢呢？"看到他焦急的样子，核医学科医生在仔细阅读检查报告后，安慰他说："别着急，仅凭这些数据我们不能断定你患有甲状腺功能亢进症。我们需要再做一个甲状腺碘摄取率检查，这样才能得到最终的诊断结果。"听到这里，小李更加困惑了，心中充满了疑问：什么是甲状腺碘摄取率检查？它有什么意义？又该如何操作呢？

碘在甲状腺激素的合成和分泌中起着关键作用，与甲状腺的功能紧密相关。无论是碘摄入过量还是不足，都可能导致甲状腺形态和功能异常，进一步引发甲状腺激素的失调。这种失调会扰乱体内的多种代谢过程，最终诱发各种临床疾病。因此，碘与甲状腺之间关系的重要性是显而易见的（图1-5）。

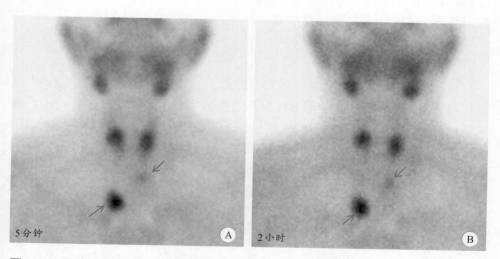

图1-5　甲状腺摄取与扫描，图A为5分钟甲状腺扫描图像；图B为2小时甲状腺扫描图像

摄碘率的作用和价值

（1）"Graves甲亢"与"亚急性甲状腺炎"的鉴别诊断：两者临床表现均展现出心悸、多汗、乏力等"甲亢"症状，但两者的^{131}I摄取率却有显著差异。Graves病患者的^{131}I摄取率明显升高，这是由于其甲状腺功能亢进所致。相反，亚急性甲状腺炎的^{131}I摄取率明显下降，这是因为该疾病的根源在于甲状腺组织遭到破坏，导致其功能减弱。

（2）"Graves病"与"非毒性甲状腺肿"的鉴别：相较于非毒性甲状腺肿（例如缺碘性甲状腺肿），Graves病的^{131}I摄取率更高，而且速度更快。这是因为它的一个典型特征是^{131}I摄取高峰的提前出现。然而，对于非毒性甲状腺肿来说，并不会出现这种高峰前移的现象。

（3）"甲状腺功能亢进症"或"甲状腺功能减退"的辅助诊断：在甲亢状态下，各个时间段的^{131}I摄取率通常会增加，并且^{131}I摄取的高峰期可能会提前。相反，在甲减状态下，各时间点的^{131}I摄取率一般会降低。然而，对于轻度原发性甲减患者来说，他们的^{131}I摄取率往往处于正常水平。因此，仅依赖于^{131}I摄取率来诊断原发性甲减的敏感性并不如通过检测血清促甲状腺激素（TSH）和甲状腺激素的方法来得准确。

（4）估算放射性^{131}I治疗甲亢时所需剂量：计划进行放射性^{131}I治疗的甲亢患者，通过这项检查，能够精确掌握患者甲状腺对^{131}I的吸收率和有效半衰期，从而准确预估放射性^{131}I的治疗剂量。

摄碘率的影响因素

甲状腺摄取^{131}I的速率主要受TSH的影响。TSH水平越高，甲状腺对^{131}I的摄取率就越高；相反，TSH水平越低，摄取率就越低。此外，我们每天摄入的碘量也会影响甲状腺摄取^{131}I的速率。当摄入的碘增多，血液中的碘浓度随之升高，甲状腺对^{131}I的摄取率就会下降；反之，如果摄入的碘减少，血液中的碘浓度降低，甲状腺对^{131}I的摄取率则会上升。这就是身体利用的一种调节机制，它能防止因碘摄入过多或过少导致甲状腺产生过多或过少的甲状腺激素。

哪些人需要做摄碘率检测

甲状腺功能亢进症患者、甲状腺功能减退症患者、亚急性甲状腺炎患者、慢性淋巴细胞性甲状腺炎患者、进行^{131}I治疗患者均可进行甲状腺摄碘率检查。

甲状腺摄碘率

1. 什么是摄碘率

碘在甲状腺激素的生成过程中扮演着关键角色，放射性同位素 ^{131}I 也能够被吸收并成为合成甲状腺激素的重要组成部分。摄入的碘的数量和速度与甲状腺的功能之间存在着密切的关系。通过将 ^{131}I 注入受试者体内，我们可以利用体外检测设备追踪甲状腺区域放射性计数的动态变化，从而精确了解 ^{131}I 在甲状腺内的吸收情况，进一步对甲状腺的整体运行状态进行严谨的评估。

2. 摄碘率测定仪器

甲状腺功能检测仪也被称作甲功仪，是一种利用放射性碘作为追踪剂来测量人体甲状腺功能的设备（图1-6）。这台设备是一台配有单探头的γ射线计数测量装置。它的主要组成部分包括：准直器、γ闪烁探测器、放大器、单道脉冲高度分析器及定标器或计算机。当患者的颈部贴近准直器时，其开口应该刚好覆盖住甲状腺。此时，探头晶体表面与颈部之间的距离，也就是工作距离，应保持在20～30厘米。

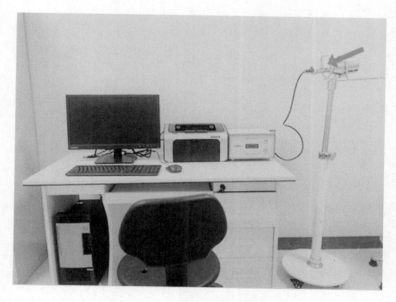

图1-6　甲状腺摄碘率测定仪

3. 操作步骤

在空腹状态下，口服 ^{131}I 溶液或胶囊的剂量应在 74 ～ 185 千贝克之间（相当于 2 ～ 5 微居里）。同时，将等量的 ^{131}I 放入颈部模型中，作为标准放射源。按照规定，应在服药后 2 小时、4 小时和 24 小时对颈部甲状腺区域、放射性标准源及设备周围的背景辐射进行精确的仪器检测与读数。

4. 摄碘率正常值

在 3 小时的测量时间中，^{131}I 摄取比例为 5% ～ 25%；在 24 小时的测量之后，^{131}I 摄取比例在 20% ～ 45% 之间。

 注意事项

- 怀孕期及哺乳期的女性朋友暂缓进行此项检查。
- 在预约检查前两周内，尽量避免食用碘含量过高的食品。
- 在接受此次检查的当日，务必保持空腹状态；且在摄入 ^{131}I 达 3 小时之后方能恢复饮食。

冷热自知——甲状腺结节的疑惑

最近，王女士在公司组织的年度健康检查中，通过B超检查发现甲状腺右侧叶有一个1.6厘米×0.8厘米的结节，甲状腺扫描显示是个"热结节"。这个结果让王女士非常困扰和焦虑，甚至影响了她的日常饮食和睡眠。她常常在想：甲状腺为什么会形成结节？甲状腺热结节是什么意思？甲状腺结节会变成癌症吗？是否可以选择手术治疗？对于未来是否还能吃海鲜等食物。

王女士的经历是一个典型的例子，反映出现代社会健康检查制度的不断完善和超声成像技术的广泛使用带来的影响。据统计，甲状腺结节的诊断报告有明显上升的趋势，占20%～76%。然而，这种现象对缺乏甲状腺疾病相关知识的大众来说，往往会带来困惑和迷茫。同时，也有一部分人因为恐慌而出现了病急乱投医、过度治疗等不良情况。

什么是甲状腺结节

甲状腺，作为人体内最大的内分泌腺体，其主要功能在于制造和分泌甲状腺激素，这对于调节身体新陈代谢起着至关重要的作用（图1-7）。甲状腺位于颈部甲状软骨下方，并紧贴气管两侧，在喉结下2～3厘米的位置。甲状腺结节在临床实践中被划分为囊性结节、增生性结节、炎症性结节及肿瘤性结节等类型。其中，肿瘤性结节又进一步细分为良性腺瘤和恶性肿瘤（即甲状腺癌，包括乳头状癌、滤泡状癌、髓样癌、未分化癌）。临床上，大部分的甲状腺结节是良性的，恶性结节仅占一小部分（5%）。并且大多数恶性结节属于恶性程度较低的分化型甲状腺癌（DTC），这类癌症的侵袭性相对较小，患者的存活率较高，总体预后良好。

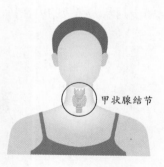

图1-7 甲状腺结节

"冷热"自知，判断甲状腺结节性质

甲状腺核素扫描是评估甲状腺结节功能的一种常规手段，透过对甲状腺核素扫描结果的解读，我们便能初步地判断出甲状腺结节的性质。通常情况下，甲状腺核素扫描会呈现出4种不同的结果，分别是"热结节""温结节""凉结节"及"冷结节"。以这4种结果为依据，我们就能初步猜测出甲状腺结节的性质特征，若是扫描结果显示为"热结节"或者"温结节"的话，那么就意味着这个结节可能是功能性的，功能比较明显。其中，"热结节"便是指结节与周围正常的甲状腺组织相比时，放射性强度更高，这多发生在高功能腺瘤中；而"温结节"则表示结节的放射性与其周围甲状腺组织相差无几，往往预示着该结节为甲状腺腺瘤。反之，若扫描结果反映出的是"凉结节"或者"冷结节"，那么基本可以推断这类结节为非功能性的，功能表现相对不足。所谓的"凉结节"，体现了结节的放射性低于周围正常甲状腺组织，这类现象在甲状腺囊肿、甲状腺腺瘤和甲状腺癌等疾病中都时有出现；而"冷结节"说明结节的放射性几乎为零，这种情况常常提示我们患有甲状腺囊肿和甲状腺癌。

总而言之，甲状腺核素扫描作为评估甲状腺结节的常用工具之一，已经被广泛运用在临床实践中。通过对甲状腺结节功能状态的细致观察，我们有望能初步判断出结节的内在特性，为后续的治疗方案提供重要的参考依据（图1-8）。

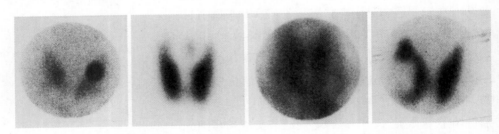

图1-8　甲状腺结节。从左向右分别为热结节、温结节、凉结节和冷结节

甲状腺为什么会长结节？

- 接触射线（尤其是儿童期头颈部受过辐射照射）；
- 碘摄取不足或过量食用；
- 自身免疫功能紊乱；
- 家族遗传；

- 病毒或细菌感染引起的炎症性病变；
- 焦虑、抑郁或精神压力过大。

甲状腺结节的分类

1. 甲状腺癌

甲状腺癌是甲状腺中最常见的恶性肿瘤类型，其发病年龄范围广泛，从儿童到老年人都可能受到影响。据统计，甲状腺癌的平均发病年龄约为40岁。根据病理学分类标准，甲状腺恶性肿瘤可以细分为4类：乳头状癌、滤泡状癌、未分化癌和髓样癌。其中，90%～95%以上的病例属于分化较好、恶性程度较低的分化型甲状腺癌，包括乳头状癌和滤泡状癌。这类癌症的预后通常很好，通过早期手术治疗，患者5年生存率高达80%，甚至有些患者可以达到临床治愈的标准。而恶性程度较高、预后较差的髓样癌和未分化癌仅占5%～10%，主要出现在老年人群体中。总体来说，与其他肿瘤相比，甲状腺癌是一种进展较慢的实体肿瘤，并且在所有恶性肿瘤中具有较高的存活率和治愈率。

2. 甲状腺腺瘤

这类疾病主要在20～40岁的年龄段出现，男女患者的比例大约是1：5。多数病人没有明显的疼痛或其他不适，通常是在无意间发现颈部前方有肿块，这些肿块通常是单一的，形状为圆形或椭圆形。甲状腺肿瘤有可能导致甲状腺功能亢进症（发生率为20%）和癌变（发生率为10%），因此，一旦确诊为甲状腺腺瘤，应立即进行手术切除。经过适当的治疗，许多良性甲状腺瘤的预后效果较好。

3. 甲状腺囊肿

甲状腺囊肿通常在无意间被发现于颈部前方，或者在常规身体检查中被检测出来。因此，当患者进行甲状腺功能的相关检查时，结果往往显示正常。然而，如果囊肿体积过大，或者内部有出血现象，可能会引发疼痛感和压迫感，表现为进食困难、呼吸不畅等症状，这时就需要进行治疗。由于甲状腺位置表浅，我们可以在超声引导下进行囊肿穿刺硬化治疗。这种方式的优势在于能够有效地避开颈部的大血管，从而降低不良反应，提高治疗安全性。

4. 慢性淋巴细胞性甲状腺炎（桥本甲状腺炎）

桥本甲状腺炎，作为一种自身免疫病，在初期阶段，甲状腺可能会肿胀，并可能引发甲亢。此时，患者可能会出现心跳加速、焦虑、体重下降或出汗过多等症状。随着病情的发展，甲状腺的功能逐渐减弱，患者的症状会倾向于甲减，包括疲劳、体重增加、皮肤干燥、对寒冷过度敏感、关节和肌肉疼痛，以及记忆力和注意力减退等。进入晚期后，甲状腺功能明显降低，症状更加显著。患者可能出现心率变慢、胆固醇升高、面部和眼睛水肿、声音嘶哑及月经不规律等症状。对于女性患者来说，未经治疗的桥本甲状腺炎可能会增加流产和早产的风险。甲状腺超声检查是诊断桥本甲状腺炎的重要工具之一。在超声图像中，桥本甲状腺炎的甲状腺通常呈现出回声不均匀的特征，可以看到多个低回声区，部分区域可呈网格状分布，血流丰富。激素替代疗法是治疗桥本甲状腺炎的主要方法，通过使用左甲状腺素钠等药物来帮助恢复患者的甲状腺激素水平。此外，生活方式的调整对于桥本甲状腺炎患者也非常重要。饮食方面应避免摄入过多的碘，因为大量碘的摄入可能加重甲状腺炎。

5. 亚急性甲状腺炎

亚急性甲状腺炎是一种非细菌感染性疾病，主要表现为短暂的甲状腺组织损伤和全身炎症反应。这种疾病通常可以自行恢复，并且是最常见的甲状腺疼痛性疾病之一。它是由病毒感染后引起的变态反应性炎症，因此对抗生素治疗无效。

对于轻度患者，首选的治疗方法是使用解热镇痛药物，例如，布洛芬或双氯芬酸钠。然而，对于症状严重、非甾体抗炎药治疗无效、甲状腺肿大且疼痛剧烈的患者，建议采用糖皮质激素进行治疗，如泼尼松。这些药物可以帮助减轻炎症反应，缓解发热和甲状腺肿痛的症状。

6. 单纯性结节性甲状腺肿

甲状腺领域的常见良性疾病，主要影响中年女性群体。这种疾病的显著特征是甲状腺不同程度的肿大，通常表现为不对称形状。在进行体检时，可以明显感觉到多个结节的存在。多数患者没有明显的症状，或者仅感到颈部轻微不适。然而，如果结节性甲状腺肿严重，可能会导致呼吸困难、吞咽困难和声音嘶哑等压迫症状。此外，对甲状腺功能的相关检查通常显示结果在正常范围内。

7.毒性结节性甲状腺肿

这种疾病常见于长期患有结节性甲状腺肿的患者，特别是在40～50岁的年龄段，女性患者更常见。在进行甲状腺身体检查时，患者通常能够感觉到表面光滑且形状为圆形或椭圆形的结节。在某些情况下，部分患者可能会出现轻度甲亢症状（图1-9）。

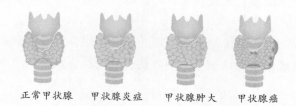

正常甲状腺　　甲状腺炎症　　甲状腺肿大　　甲状腺癌

图1-9　甲状腺疾病的甲状腺表现

检查项目

（1）影像学检测方法；

（2）甲状腺部位的超声波血液流动监测，以及核医学甲状腺扫描；

（3）实验室检查；

（4）专注于对甲状腺功能（TSH、FT_3、FT_4、T_3、T_4），以及抗体（TPOAb、TgAb、TRAb）的详细分析，同时也囊括了降钙素（CT）和癌胚抗原（CEA）等相关指标的检测。此外，还包括了对甲状腺球蛋白（Tg）的深度探究；

（5）病理穿刺；

（6）通过精细操作进行甲状腺结节细针穿刺活检（FNAB）并得到具体病变信息。

如何预防

（1）建议适量减少或避免食用过于刺激或口味过重的食物。很多人喜欢辣椒、卤味等口感强烈的食物，然而，长期大量食用这类食物可能对甲状腺产生不良影响，甚至导致甲状腺肿大。特别是对于已经患有甲状腺结节的患者来说，过量摄入这些食物可能会加速病情恶化，对恢复造成不利影响。

（2）某些蔬菜可能会加剧甲状腺结节。虽然摄取多种蔬菜对身体有许多好处，但我们必须明白，并非所有蔬菜都绝对安全。比如，过量食用豆类、胡萝卜、卷心菜和马铃薯等蔬菜，可能会造成甲状腺结节肿块增大，从而影响甲状腺结节的治疗效果。

（3）含有丰富碘元素的食物。在我们的日常生活中，摄入过多的碘元素会增加甲状腺结节的风险。对于已经患有甲状腺结节的人来说，过量的碘摄入可能会使结节增大，并可能从良性转变为恶性。因此，在日常饮食中，我们应该严格控制碘的摄取量，避免过度食用，以防止对甲状腺结节的治疗产生负面影响。

（4）吸烟、饮酒对甲状腺有着强烈的刺激作用，可能引起甲状腺肿大，使已经存在的甲状腺结节病情加重，使肿块愈发增长。

升降有意——解读甲状腺验血报告

最近，小刘的公司安排了员工体检，今年特别增加了甲状腺检查。当小刘拿到体检报告的那一刻，面对着那些如同密码般的字母组合、复杂的检测项目及令人困惑的指标变化趋势，他感到无比迷茫和不安。近年来，甲状腺健康问题越来越受到公众的关注，甲状腺功能检测等检查方法也越来越普遍。一份全面的甲状腺功能报告，除了包括常见的甲功五项外，还包括TRAb、TgAb、TPOAb等体液免疫指标。那么，这些指标到底代表什么含义，又该如何正确解读呢？

代　码	检 验 项 目	结　果		参 考 值
TSH	促甲状腺激素	4.26		0.55 ～ 4.78 uIU/mL
TT_4	甲状腺素	143.80	↑	58.10 ～ 140.60 mmol/L
TT_3	三碘甲腺原氨酸	2.52		0.92 ～ 2.79 mmol/L
FT_4	游离甲状腺素	13.99		11.50 ～ 22.70 mmol/L
FT_3	游离三碘甲腺原氨酸	5.10		3.50 ～ 6.50 mmol/L
ANT1	甲状腺过氧化物酶抗体	696.00	↑	0 ～ 34.00 IU/mL
ANT1	甲状腺球蛋白抗体	84.90		0 ～ 115.00 IU/mL
TMA	甲状腺微粒体抗体	13.02	↑	<10.00 IU/mL

图1-10　甲状腺检验报告单

促甲状腺激素（TSH）

促甲状腺激素（TSH）是评估甲状腺功能的一项高度敏感且特异性的指标，即使游离甲状腺素浓度发生微小变化，也会引起TSH浓度的显著变化。该指标在诊断下丘脑—垂体—甲状腺调节轴初期是否失衡时具有重要价值。在甲状腺癌手术后或放射性治疗结束后进行的甲状腺素抑制疗法中，TSH更是成为衡量治疗效果的关键指标。此外，在孕妇甲状腺疾病筛查中，TSH也发挥着至关重要的作用。

当TSH水平升高时，可能存在以下情况：原发性甲状腺功能减退、垂体促甲状腺激素瘤、亚急性甲状腺炎恢复期、亚临床甲状腺功能减退、慢性淋巴细胞性甲状腺炎等。

当TSH水平降低时，则可能与甲亢、亚临床甲亢、由下丘脑引起的第三性质甲减、药物（如糖皮质激素）的影响、库欣综合征、肢端肥大症等问题有关（图1-11）。

三碘甲状腺原氨酸（TT₃）

TT_3是甲状腺激素在生物效应中起主导作用的激素。它对于揭示早期甲亢病情、监测疾病复发情况具有重要价值，同时亦可用于鉴别T_3型甲亢和假性甲状腺毒症的标准指标。

当TT_3水平上升时，可能表明患者患有甲亢，包括T_3型甲亢、高TBG血症或医源性甲亢。此外，在甲亢治疗期间和短暂的甲减初期阶段，TT_3可能会相对增高。亚急性甲状腺炎等病症也可能导致TT_3数值升高。

当TT_3水平下降时，可能存在甲减疾病或者低T_3综合征的情况。这种情况常见于各种严重感染、慢性心、肾、肝、肺功能衰竭，以及慢性消耗性疾病。另外，低TBG血症也可能是原因之一。

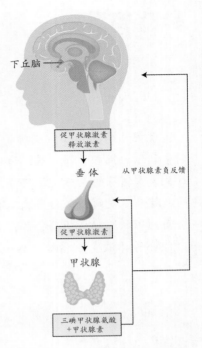

图1-11　甲状腺功能调节轴

四碘甲状腺原氨酸（TT₄）

TT_4是人类甲状腺主要分泌的激素之一，它的代谢过程由下丘脑—垂体前叶—甲状腺轴精密调控。然而，相比TT_3，TT_4的生物活性相对较弱。

TT_4水平升高可能由以下原因导致：甲状腺功能亢进症、T_4型甲状腺功能亢进症、高TBG血症（常见于妊娠期女性、长期服用口服雌激素和口服避孕药者及家族中有此症状者）、亚急性甲状腺炎、甲状腺素不敏感综合征、药物影响（如胺碘酮、造影剂等）或高原环境适应不良等。

TT_4水平降低可能与以下情况相关：甲状腺功能减退症、地方性甲状腺肿、低TBG血症（例如肾病综合征、慢性肝病、蛋白质丢失性肠病及遗传性低TBG血症)、慢性淋巴细胞性甲状腺炎的早期阶段，以及患有严重疾病等。

游离甲状腺素（FT₄）

游离甲状腺激素的含量是精确反映甲状腺生理状态的重要指标，主要包括FT_3和FT_4两种分子式。由于FT_3与FT_4的含量不会受到结合蛋白质浓度及其结合性质变化的影响，因此无须额外进行结合参数的检测。TSH、FT_3与FT_4的联合检测被广泛应用于甲亢或甲减的确诊，同时也有助于跟踪治疗效果。

当FT_4升高时，可能表明患者患有甲亢、T_4型甲亢、甲亢危象、甲状腺激素不敏感综合征、无痛性甲状腺炎症、低T_3综合征等疾病。此外，在服用某些药物（如胺碘酮）期间，或者存在非甲状腺疾病因素（如急性发热或处于危重患者阶段等）也可能导致FT_4升高。

当FT_4降低时，可能是甲减、亚临床甲减的表现，也可能是针对甲亢正在接受治疗过程中的结果。此外，肾病综合征、使用某些药物（如糖皮质激素等）也可能引起FT_4降低。

游离三碘甲腺原氨酸（FT₃）

FT_3升高可能的原因有：甲亢、亚临床状态的甲亢、T_3型甲亢，以及甲状腺激素不敏感综合征。此外，结节性甲状腺肿也可能导致FT_3升高。

FT_3降低可能是由于下列原因：甲减、低T3综合症，或者在治疗甲亢的过程中，一些药物如糖皮质激素和多巴胺等可能会导致FT_3降低（图1-12）。

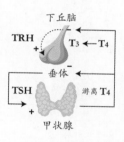

图1-12　甲状腺激素的负反馈调节

甲状腺球蛋白抗体（TgAb）

在众多甲状腺疾病中，TGAb是最早被发现的自身抗体之一。它具有极高的种属特异性，因此成为诊断自身免疫甲状腺疾病的首选指标。

当TGAb升高时，可能表明患者患有慢性淋巴细胞性甲状腺炎、Graves病或者甲亢等疾病。

抗甲状腺过氧化物酶抗体（TPOAb）

甲状腺过氧化物酶是合成甲状腺素的关键环节，而TPOAb则直接与之对抗，这种对抗与甲状腺组织的免疫性损伤有着密切的关系，也是引发甲状腺功能减退症的主要原因之一。TPOAb与自身免疫性甲状腺疾病的发生和发展有不可分割的联系，其通过细胞介导和抗体依赖的细胞毒作用导致甲状腺激素分泌减少，形成自身免疫性的甲减症状。因此，TPOAb已成为对甲状腺自身免疫性疾病进行精确诊断的首选指标。

当TPOAb浓度升高时，常常出现在桥本甲状腺炎及其毒性弥漫性甲状腺肿中。

促甲状腺激素受体抗体（TRAb）

TRAb可以被详细划分为两种类型：甲状腺刺激抗体（TSAb）和甲状腺抑制抗体（TSBAb）。前者被认为是引发Graves病的主要原因，而后者则可能引发甲状腺功能减退症等疾病。此外，TRAb的阳性结果也具有重要的临床意义，通常与Graves病和桥本甲状腺炎这两种疾病相关。

液体手术刀
——甲亢治疗核医学来终结

1992年，老布什出访日本，在东京参加国宴时突感不适，来不及去洗手间就呕吐起来，结果当时坐在他旁边的日本首相宫泽喜一躲闪不及，被吐了一身。老布什最后晕倒席间，持续约3分钟才醒来。整个过程由现场转播的电视展现在世人眼前。美国政府将他紧急送回国，诊断发现：老布什患有甲状腺功能亢进症。

经过许多医学专家会诊和讨论，最后确定用同位素[131]I为总统布什进行治疗。老布什用同位素成功治愈甲亢的事迹，再次轰动了全世界，甲亢诊疗是诊疗一体化经典案例，沿用至今。

值得注意的是，近年来甲亢患者人数持续攀升，然而，仍有人认为"甲亢"仅为轻微病症，并不需要过多的治疗。那么究竟何谓甲亢？什么人容易得甲亢？甲亢又有哪些症状？应如何展开有效的甲亢治疗呢？

什么是甲亢？

甲状腺功能亢进症，是一种由于甲状腺功能过于活跃所导致的疾病。此病症中，约有80%的病例是由慢性毒性甲状腺肿所引发。因为甲状腺腺体持续且过量地产生并分泌甲状腺激素，使得血液中的甲状腺激素浓度明显超出正常水平，从而引发了甲状腺功能亢进症（图1-13）。

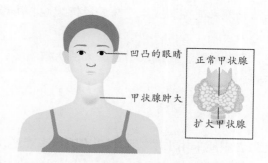

凹凸的眼睛

甲状腺肿大

正常甲状腺

扩大甲状腺

图1-13　甲亢患者临床表现：脖子粗和凸眼

易患上甲亢的人群：

（1）家族成员中曾出现过相关病症或病史，那么患上甲亢的可能性会增加。

（2）相比于男性而言，女性由于身体的自然免疫力较低，对甲状腺细胞产生的抵抗力也相对较弱，因此其患病概率较前者显著升高。

（3）长时间处于失眠、焦虑及抗压能力较弱状态的人，因外部压力过大而无法有效地自我舒缓身心负担，容易导致人体的免疫系统运行失衡混乱。

（4）碘元素是合成甲状腺激素过程中的关键成分之一，如果过度摄入含有碘的食品或药物，那么机体会出现体内碘含量超标的情况，导致甲状腺激素产量激增，最终引发甲亢症状。

（5）当患有毒性结节性甲状腺肿时，结节内甲状腺细胞无法正常调节分泌活动，可能引发甲状腺激素分泌过量，从而诱发甲亢病情。

甲亢常见的症状：

（1）眼部表现：可引起眼部改变，如眼球突出、眶周水肿、泪液增多、畏光、异物感、凝视。

（2）基础代谢率增高：皮肤潮红、湿暖、多汗、怕热，甚至体温升高。

（3）代谢异常：餐后血糖升高。

（4）神经表现异常，容易激动、好动多语、神情紧张、焦虑烦躁、失眠多梦、思想不集中、记忆力减退，还可出现多疑、幻觉等精神症状。手臂、眼睑及舌震颤，严重者头和四肢颤抖。

（5）甲亢患者最常见的突出症状是心悸、气促，活动后加重。常伴发各种心律失常。甲亢病情长期未能控制或年老久病及持续性心房颤动者，常发展成心脏扩大、充血性心力衰竭。

（6）食欲亢进、多食易饥、肠蠕动增强、大便次数增多、腹泻、大便不成形便，体重明显下降。

核医学科如何治疗甲亢

目前针对甲亢患者主要采用手术切除和药物治疗来控制，但是效果并不理想，因此核医学科的 ^{131}I放射性核素内治疗成了甲亢治疗的主要方式。

^{131}I放射性核素为什么治疗甲亢？

碘是甲状腺激素制造的关键成分，也是人体不可或缺的微量元素。^{131}I和稳定的碘具有相似的化学特性，都能被甲状腺吸收。甲亢患者对碘的吸收能力显著增强，因此，当他们口服^{131}I时，甲状腺会高度选择性地吸收并集中^{131}I。^{131}I释放的β射线在组织中的平均射程约为0.8毫米，这意味着β射线的能量几乎全部在甲状腺组织内消耗，导致部分甲状腺组织损伤和坏死，从而减少甲状腺激素的合成和分泌，缩小甲状腺体积。这一过程有助于治疗和缓解甲亢症状。

哪些人适合做放射性核素治疗呢？

（1）对抗甲状腺药物出现不良反应的患者；
（2）抗甲状腺药物治疗疗效差或多次复发的患者；
（3）病程较长的患者；
（4）老年患者（特别是伴有心血管疾病者）；
（5）肝功能损伤患者和白细胞或血小板减少患者；
（6）心房颤动或骨骼肌周期性麻痹的患者；
（7）有颈部手术史或外照射史的患者；
（8）有手术禁忌征或手术风险高者。

核素治疗禁忌征

妊娠期和哺乳期妇女、在未来6个月内计划妊娠的妇女禁止本项治疗。

放射性核素治疗甲亢有什么优势或者缺点？

和药物治疗、手术治疗相比，^{131}I治疗起效迅速、治疗有效率高、复发率低、不良反应小。缺点是可能会出现甲减，需长期服用甲状腺素片。

放射性核素治疗是安全的吗？

^{131}I发挥治疗作用的β射线在体内的射程平均只约0.8毫米，相当于1颗米粒那么长，^{131}I衰变释放的能量几乎全部被甲状腺组织吸收。同时，^{131}I在甲状腺外组织分布少、滞留时间短，常规治疗甲亢的^{131}I用量不会引起除甲状腺外脏器组织功能的损伤。在国家规定的门诊治疗剂量范围内，不会致畸、不会致

癌、不影响生育，且安全、无创、方便、有效（图1-14）。

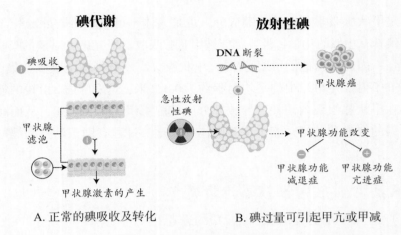

图1-14 碘摄入不足和过量都可能诱发甲状腺不良事件

核弹追踪，靶向清除
——甲状腺癌转移灶

李大爷年近六旬，早在十多年前，他就发现在自己的颈部有一个小疙瘩。起初，他并未在意，也没有把它当回事。然而，随着时间的推移，李大爷发现这个小疙瘩在悄然增大。最近几个月，他的声音也开始变得嘶哑。这时候，李大爷才开始感到不安，急忙去医院进行检查。经过一系列的检查，医生诊断他患有甲状腺乳头状癌。在此之前，李大爷并没有太关注自己的健康问题，但在治疗的这一个月里，他开始反思并产生许多疑问：什么是甲状腺癌？应该如何治疗和预防呢？

什么是甲状腺癌？

甲状腺癌源于甲状腺滤泡上皮细胞或滤泡旁上皮细胞，是一种常见的头颈部恶性肿瘤。根据其起源和分化程度，可分为四个主要类别：甲状腺乳头状癌、甲状腺滤泡状癌、甲状腺髓样癌及甲状腺未分化癌（图1-15）。

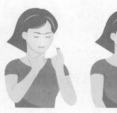

吞咽困难　　咳嗽

图1-15　甲状腺癌的症状

1. 甲状腺乳头状癌

甲状腺乳头状癌是最常见的甲状腺恶性肿瘤类型，占所有甲状腺癌病例的80%。它特别偏好中青年女性，男女发病比例约为1：4。疾病高峰期主要在20～50岁年龄段。大部分情况下，病症表现为一侧甲状腺逐渐肿大的硬块。值得庆幸的是，甲状腺乳头状癌的预后极好，患者10年生存率超过90%，因此常被称为"可治愈的癌症"。

2. 甲状腺滤泡状癌

这种癌症主要在年龄较大的人群出现，通常发病年龄为50～58岁。滤泡状腺癌的肿瘤生长速度较慢，属于低度恶性，但容易通过血液传播。尽管被称为甲状腺滤泡状癌，但患者往往没有明显的癌症症状。一旦确诊为甲状腺滤泡状癌，最重要的治疗方式通常是手术。手术需要完全切除患病一侧的腺体，并且要进行中央区域的淋巴结清扫。

3. 甲状腺髓样癌

甲状腺髓样癌是一种相对罕见的甲状腺癌症，占所有甲状腺癌症病例的1%～2%。这种癌症通常会扩散到淋巴结，并可能进一步蔓延至其他器官。当前，手术是主要的治疗方式，尤其是全甲状腺切除术，即彻底切除整个甲状腺。术后，患者需要长期依赖甲状腺激素替代药物来维持身体机能。

4. 甲状腺未分化癌

尽管甲状腺未分化癌在甲状腺癌中占的比例极小，却造成了超过半数的甲状腺肿瘤相关死亡病例。当前，对于这种癌症的主要治疗手段包括手术、放射疗法、化学疗法、靶向治疗和免疫治疗。然而，由于其高度恶性及快速转移的特性，大多数患者通常在4～6个月的时间内面临生命的终结（图1-16）。

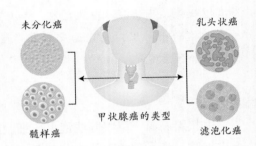

图1-16　甲状腺癌的分类

甲状腺癌最容易转移到哪里?

1. 淋巴结转移

甲状腺癌转移至淋巴结的常见症状包括颈部出现肿块。当肿块增大时，可能会对神经血管产生压力，从而引发疼痛感。此外，如果颈动脉或锁骨下动脉受到压迫，可能会导致脏器缺血等严重状况。同时，若臂丛神经受压，则可能造成活动障碍和疼痛等问题。

2. 肺转移

肺转移主要通过血液进行扩散。甲状腺癌在肺部形成多个转移结节，往往治疗效果不理想，且在诊断时大多已处于晚期阶段。

3.肝转移

甲状腺癌肝转移是一种常见的现象。肝转移的患者常常出现食欲减退、体重下降的症状，同时可能伴有肝肿大和上腹部肿块的现象。黄疸也可能会间歇性地出现，但通常并不会导致明显的肝功能障碍。需要注意的是，上腹部肿块、肝肿大及黄疸等症状通常是疾病晚期的表现。

4.脑转移

脑转移多表现为颅内压升高，这主要是由于肿瘤的快速生长和周围严重的水肿所导致。颅内压升高的症状明显，如头痛、恶心呕吐、视力减退等。此外，局部症状也表现多样，可能包括肢体麻木或无力、偏瘫、偏盲、失语、局限性抽搐、共济失调等。

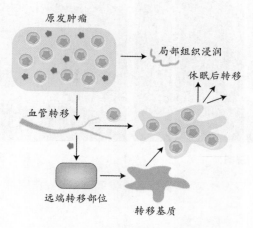

图1-17 甲状腺癌转移模型

核医学在甲状腺癌的诊断中起什么作用？

为了准确判断甲状腺癌是否发生转移，目前主要依赖于影像学检查。常用的影像学检查手段有超声和CT等。然而，核医学在这方面也有其独特的作用。

1.诊断性碘扫描

在摄入小剂量的^{131}I（3～5 mci）后，建议在48～72小时进行全身ECT扫描，以帮助确定手术或^{131}I治疗后是否仍然存在甲状腺组织或病灶。如果发现局部放射性浓聚区，我们可以进一步进行全面的PET/CT扫描来探测可能存在的分散转移病灶。

2. PET/CT

PET/CT对于判断术后有无残留、复发或转移也有很大的帮助。可结合病理检查进一步明确（图1-18）。

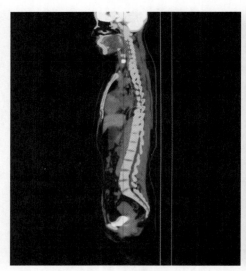

A. 侧视图　　　　　　　　　　　　　B.正视图

图1-18　甲状腺癌患者PET/CT扫描图像

3.甲状腺球蛋白（Tg）检测

在分化型甲状腺癌患者接受全甲状腺切除或^{131}I治疗后，其血液中的甲状腺球蛋白（Tg）水平通常会显著降低，甚至在^{131}I治疗后的甲癌患者中几乎无法检测到。因此，在甲状腺球蛋白抗体（TgAb）测试结果为阴性的情况下，Tg被视为评估分化型甲状腺癌复发或转移的重要指标。通过监测Tg的水平变化，有利于医生更有效地协助判断患者的病情进展。

甲状腺癌转移患者在核医学科如何治疗？

放射性碘治疗：甲状腺细胞具备独特的能力，可以吸收碘元素。其中，^{131}I是一种特殊的放射性同位素，它能像普通碘一样被甲状腺细胞吸收。虽然^{131}I释放的β射线穿透力较弱，只能在约1毫米的范围内影响细胞组织，但这也使得它非常适合进行精准的近距离靶向放射治疗，有效地杀灭恶性肿瘤细胞。

放射性碘疗法在分化型甲状腺癌的治疗领域应用广泛，其具体功效表现在如下几个关键层面上。

（1）清灶治疗：这是一种针对无法进行手术切除的局部或远离原发部位转移灶的治疗方式，其主要目标是减缓疾病的发展，提高患者的生活质量，并延长患者的生存期。

（2）辅助治疗：这项治疗策略主要针对的是那些术后化学指标可疑存在残余病灶，但并未经过影像学检查结果确认的患者，以及那些被评估为高度复发风险的患者群体。其核心目标是最大限度地降低肿瘤复发的可能性及与之相关的死亡风险。

（3）清甲或残甲消融：清理甲状腺全切除或近乎完全切除手术后遗留下来的甲状腺组织。

甲状腺癌的预防方法

（1）加强职业防护策略，严格执行辐射要素的曝光限制，严禁过度暴露。所有从事相关行业的工作人员都应严格遵守科学的职业操守，切实做好自我防护。同时，我们呼吁广大公众尽量避免头部和颈部受到放射线照射及放射性尘埃的污染，最大限度地减少辐射对健康的影响。

（2）健康饮食习惯。不论是碘的过量摄入还是不足，都可能引发甲状腺疾病，因此，我们应重视日常的饮食搭配。对于体内缺碘的人群，适量食用加碘食盐是满足身体对碘需求的有效方法。此外，我们还需在生活中坚决避免吸烟和酗酒，积极调整饮食结构，限制红肉的摄入量，尽量减少或避免食用各种加工肉类，并确保不食用过期、变质的食物。

（3）适度锻炼。根据个人的身体状况和兴趣爱好，选择适合自己的运动方式，比如打羽毛球、登山、游泳等。这些运动可以帮助改善因久坐而对眼睛、颈椎等部位造成的损害，如长时间看电视、使用电脑或手机等。

（4）在日常生活中，我们应积极应对并化解不良情绪，以保持乐观向上的生活态度。当我们被快节奏的生活和巨大的压力所包围时，烦躁、压抑等负面情绪往往会随之而来。这些情绪的波动与甲状腺癌的发生存在着密切的关系。我们需要学会适当减轻自己的负担，寻找合适的方式来缓解紧张的情绪，从而保持良好的心理状态。

（5）针对特定高风险群体，定期进行检查至关重要。甲状腺癌的高危人群主要包括有家族甲状腺癌病史、在儿童时期接受过头颈部放射线照射、甲状腺结节直径超过1厘米并伴有淋巴结肿大的患者，以及饮食习惯偏向低碘或高碘摄入的人群。这部分人群应高度重视甲状腺癌的早期预防，按时进行相关检查，以便及早发现疾病并及时采取有效的治疗措施，以提高疾病的治愈率，保障自身健康（图1-19）。

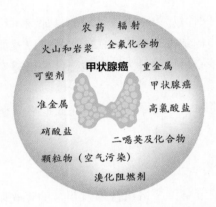

图1-19 与甲状腺癌相关的既定和潜在环境危险因素

寻找迷失的甲状腺
——核医学有妙招

赵女士在一个月前注意到颈部有异物感，但最初并未太在意。然而，随着时间的推移，这种不适感逐渐加重，促使她决定去医院寻求医疗帮助。经过医生的详细检查，发现她的咽喉部位长了一个"甲状腺"，这个位于异常位置的甲状腺被称为"异位甲状腺"。

通常情况下，甲状腺位于颈部前方，处于甲状软骨下方气管两侧。然而，并非所有人的甲状腺都遵循这一标准位置，它可能出现在舌头根部、舌头内部、舌下、口咽后壁、肝脏、纵隔甚至卵巢等器官或位置中。这种情况实际上是一种先天性胚胎发育异常性疾病。让我们一起深入探讨这个不按常理出牌的家伙——异位甲状腺！

什么是异位甲状腺？

异位甲状腺在临床实践中相对罕见，且更常见于女性患者。其主要原因是胚胎发育异常，导致甲状腺未能正常位于颈部。通常情况下，大部分异位甲状腺存在于舌盲孔与正常甲状腺峡部之间的其他位置，但也有文献报道显示，它可能出现在人体的任何部位。异位甲状腺本质上是甲状腺组织，但由于其生长在不正常的身体部位，因此被称为异位甲状腺。尽管其位置异常，但它仍具有合成甲状腺激素的能力。然而，这种合成功能往往略逊于正常的甲状腺组织。因此，患者常常会出现血清甲状腺激素水平轻度降低等症状。值得注意的是，有一部分患者的甲状腺激素水平可能是正常的，甚至可能出现亢进的情况。因此，不能仅仅依赖甲状腺激素水平作为诊断异位甲状腺的唯一依据。

异位甲状腺的分型

1. 迷走甲状腺

甲状腺原应分布在颈部正中区域的正常位置，然而，却发生了非正常现象——即甲状腺组织出现在正常位置之外的其他身体部位。

2. 额外甲状腺或副甲状腺

甲状腺通常均匀地聚集于颈部的正中区域，然而，在颈部以外的身体部位发现甲状腺组织也是可能的。这部分额外存在的甲状腺组织便被称为副甲状腺或者额外甲状腺。

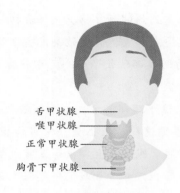

舌甲状腺 ————
喉甲状腺 ————
正常甲状腺 ————
胸骨下甲状腺 ————

图 1-20　异位甲状腺

核医学科如何诊断异位甲状腺

通常情况下，医生会首选CT或MRI对患者肿块进行进一步的检查。这两项技术能够提供肿块的形态、位置、密度和信号等信息。然而，它们无法揭示肿块的功能，医生只能依靠自身的经验，从这些影像学信息中侧面推测肿块的来源。由于异位甲状腺的发病率相对较低，很多患者在基层医院可能会被误诊为口腔肿瘤，并接受错误的治疗，这无疑给患者带来了不必要的生理和心理压力。相比之下，核医学相关的检查能够完成CT和MRI所不能精准完成的任务，它能更准确地提示并诊断疾病，从而避免了误诊和错误治疗的可能性。

放射性核素扫描

与传统的检查方法不同，核医学检测利用放射性同位素示踪原理进行。简单来说，它首先将具有特定特异性的放射性示踪剂通过静脉或口服方式引入人体。这种示踪剂会被特定的组织器官或病变部位特异性地吸收。最后，通过核医学设备来追踪示踪剂的去向。目前，国内诊断异位甲状腺最常用的示踪剂是 $^{99m}TcO_4$，其次是 ^{131}I。相比之下，国外更常使用的是 ^{123}I。SPECT/CT甲状腺断层显像在灵敏度和特异性上都优于常规CT，因此成为诊断异位甲状腺最有效的方法。如果患者患有先天性甲状腺功能低下症，或者经过其他影像检查未能找到正常的甲状腺区域，怀疑可能是异位甲状腺时，核医学SPECT/CT甲状腺显像可以帮助更深入地定位和定性异位甲状腺。特别是在识别舌根部、甲状腺舌骨部及上纵隔区域的占位病变源自何处甲状腺时，这种技术发挥着极其重要的临床指导作用。

异位甲状腺的治疗

1. 在不影响身体功能和未发生肿瘤的情况下，对于异位甲状腺，特别是颈部正常位置的甲状腺缺失病例，一般无须进行特殊处理。

2. 针对患有异位甲状腺或肿瘤病症并出现身体不适反应的患者，手术切除被证明是一种有效的治疗方法。

3. 针对异位甲状腺癌，可以根据恶性肿瘤的病理类型及患者的全身健康状况，定制局部清理或进行更大范围的手术切除方案。为了实现完全治愈的目标，后续可能还会补充应用化学疗法、放射疗法、免疫疗法或激素疗法等辅助治疗手段。

碘盐的困惑——吃还是不吃

小王在体检中发现甲状腺结节，内心不禁有些慌乱。他紧紧地捏着体检报告，带着一丝紧张和疑惑找到了体检医生。"医生啊，我这个甲状腺结节是吃出来的吗？"他小心翼翼地问，眼神中充满了期待和不安。医生接过报告，仔细看了看，然后耐心地解释道："甲状腺结节的形成原因有很多，食物只是其中的一个可能因素，但甲状腺结节并不能完全归咎于饮食。"小王听了，心里稍微松了口气，但新的疑问又浮现在他的心头，"那吃碘盐真的会导致甲状腺结节吗？"医生微笑着回答："适量的碘摄入对甲状腺是有益的，如果过量，确实可能会导致甲状腺出现问题。但是，这并不意味着你不能吃碘盐或者海鲜，关键是要控制好摄入量。"小王听后，心中的疑虑渐渐消散，他对医生表示感谢，并承诺会注意调整自己的饮食习惯。他知道，健康的生活方式需要自己去维护，而医生的建议则是他最好的指引。

相信好多人和小王有同样的疑问，其实，患有甲状腺疾病的人是否能吃海鲜是要根据食物的含碘量以及甲状腺疾病类型来判断的，接下来我们就展开讲讲这其中的关联。

含碘的食物

食物中的碘含量各有差异。海产品如海带、紫菜和带鱼等，通常含有较高的碘量；蛋类和奶制品的碘含量相对适中。相比之下，植物性食物，尤其是水果和蔬菜，其碘含量通常较低。值得注意的是，某些调味品如鱼露和鸡精中也含有碘，但具体含量可能会因品牌不同而有所差异（图1-21）。

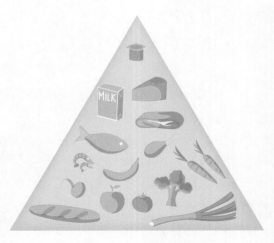

图1-21　富含碘的食物

不同人群如何补碘?

1. 正常人群

日常生活中的饮食，往往无法提供身体所需足够的碘元素。因此，我们需要通过适量摄取碘盐来补充，以确保维持正常的生理功能。

2. 特需人群

碘的特需人群主要包括妊娠期妇女、哺乳期妇女及婴幼儿。在日常生活中，这些群体需要特别注意碘的补充。以妊娠期妇女为例，在备孕阶段，应食用加碘食盐来确保良好的碘营养状态。怀孕后，应选择孕妇专用碘盐或含碘量较高的加碘食盐，并增加摄入富含碘的海产品，例如海带和紫菜等。对于0 ~ 36个月的婴幼儿来说，这是他们生长发育的关键期，需要足够的甲状腺激素来促进身体和神经系统的发育。母乳喂养的婴儿在母亲碘摄入充足的情况下，0 ~ 6个月的婴儿需求可以得到满足。7 ~ 12个月的婴儿则需要从辅食中获取部分碘；13 ~ 24个月的幼儿开始尝试成人食物，会摄取少量的加碘食盐，从而获得一定量的碘。非母乳喂养的婴儿主要依赖配方奶粉，因此，婴幼儿奶粉中必须添加碘元素。总的来说，为了保证母婴健康，碘的合理摄入是非常重要的（图1-22）。

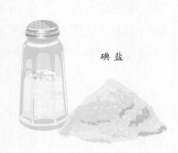

碘盐

图1-22　碘盐

3. 甲状腺结节患者

甲状腺良性结节是指甲状腺内出现的一块或多块非癌性异常组织。尽管并非癌症，但甲状腺结节患者仍需适量摄取碘。研究显示，缺碘会导致甲状腺肿大，进而引发甲状腺结节的生成；然而，过量的碘摄入也可能导致甲状腺结节增大。因此，医生建议甲状腺结节患者应控制碘的摄入量，每日约150微克为宜。为了更直观地理解这个摄入量，我们可以将其与日常食物进行比较：150微克碘相当于5 ~ 7克按照国家规定（碘含量为20 ~ 30毫克/千克）的加碘盐、50克虾皮或400克带鱼中的碘含量。

4. 桥本甲状腺炎患者

桥本甲状腺炎是一种自身免疫病，会导致甲状腺功能逐渐减退，从而引发甲状腺激素水平下降。此时，过量的碘摄入可能会对甲状腺产生不良影响，加剧患者的症状。因此，为了保持健康，医生建议桥本甲状腺炎患者应限制每日碘摄取量不超过150微克。

5. 甲状腺癌患者

甲状腺癌患者可以通过摄入含碘食物来控制病情的发展。然而，在进行甲状腺癌手术后，医生可能会建议限制含碘食物的摄取，特别是在接受放射性碘治疗期间。这是因为[131]I治疗是通过使用含有放射性的碘剂来破坏肿瘤细胞。如果在治疗期间不限制碘的摄入，可能会影响放射性碘剂的疗效。对于不接受[131]I治疗的患者，他们的碘需求可以参照正常人。若碘摄入不足，可能会导致甲状腺激素片剂量的增加和残留腺体的增生。相反，对于接受[131]I治疗的甲状腺癌患者，应限制碘的摄入量，每天平均保持在150微克即可。同时，应尽量避免食用高碘食物，如紫菜、海带和虾皮等。

6. 甲亢患者

甲状腺功能亢进症患者由于甲状腺过度分泌甲状腺激素，导致新陈代谢加速和身体各功能过度活跃。碘是甲状腺激素合成的必备元素，因此，甲状腺功能亢进症患者如果摄入过多的碘，会导致甲状腺激素合成增加，从而加重病情。因此，除了使用抗甲状腺药物治疗外，患者在日常生活中应采取低碘饮食措施，尽量避免食用含碘量高的食物，如海带等，或尽量减少其摄入量。

7. 甲减患者

甲状腺功能减退症是由于身体自身产生的甲状腺激素过少，导致的一系列新陈代谢缓慢的症状。治疗的核心主要是通过外部补充甲状腺激素来调整身体的代谢平衡。对于甲减患者来说，补碘并不一定是必要的。因为造成甲减的原因并非仅仅局限于饮食中碘元素摄入不足，还可能包括自身免疫系统问题、过度疲劳等多种因素。因此，在治疗前需要明确病因，然后进行针对性的治疗。

如果甲减是由缺碘引起的甲状腺肿大，并进一步引发的甲状腺功能减退，那么适当补充碘是有帮助的。然而，对于大部分甲减患者来说，额外的补碘并不是必须的。

　　尽管甲状腺疾病患者数量在近年来有所上升，但研究表明，这与我们日常食用的碘盐并无直接关联。虽然食盐中的碘添加确实能有效预防和治疗地方性甲状腺肿大，但是过量摄入碘可能会增加甲亢等病症的风险。因此，我们需要严格控制碘的摄入量，保持在安全合理的范围内。我们应该继续食用碘盐，但更重要的是要学会合理、正确地使用碘盐来维护我们的健康。

第二章

探秘肿瘤的那些事

辨认肿瘤的照妖镜——PET/CT

一位女士拿着申请单来预约PET/CT时说道："医生，我前几天检查肿瘤标志物升高，胸外科医生说我肺部有结节，让我来做PET/CT，我已经做了肺CT，但是医师建议我做全身检查，临床医生要鉴别结节的良恶性，是否有淋巴结转移，还要看全身器官有无远处转移。您快帮我预约检查吧。"

恶性肿瘤一直威胁着人类健康，早期诊断成为焦点，手术前全身评估是重点，随着PET/CT广泛应用，为临床医生和患者获益良多。由于恶性肿瘤细胞的代谢活跃，尤其对于葡萄糖的需求远高于正常细胞，因此在PET图像上会显示出明显的高摄取区域，即所谓的"热区"，从而能够发现和定位潜在的肿瘤病灶。

什么是PET/CT

PET/CT也被亲切地称为正电子发射断层显像/X线计算机体层成像仪，其结合了尖端的PET（功能代谢显像）与CT（解剖结构显像）技术，是当代影像技术的代表之作。只需向体内注入少量正电子核素示踪剂，再利用特殊的体外探测仪（即PET）检测其在人体各个部位的分布，电脑就会生动地呈现主要内脏器官生理代谢状况；与此同时，CT技术则为这些分布情况提供精准定位，让PET/CT具备了PET和CT的优点。正是这种优势互补的方式，使得PET/CT成了目前最具先进性的核医学分子影像设备之一。它不仅能够展示细胞的功能代谢图像，而且提供了解剖图像，PET/CT还能根据病灶在CT图像中的形状特点，如边界清晰度、内部分布、毛刺等来帮助我们更好地区分肿块的性质，提高诊断的准确率。利用同步融合的PET功能代谢显影与CT解剖结构图像技术，这对肿瘤的临床分期至关重要，直接决定后期治疗方案的选择及预后评估。虽然部分炎症病变可能导致^{18}F-氟代脱氧葡萄糖（^{18}F-FDG）摄取升高，但是炎症的摄取强度通常低于恶性肿瘤，我们可以借助PET/CT的动态监测并结合临床信息来分辨二者。

PET/CT检查流程

（1）预约PET/CT诊疗时间，请遵循特殊提醒。

（2）接受专业医生的详细告知，做好相关准备。

（3）接受专业医师的详细问询，为了提供准确诊断。

（4）进行必要的注射操作来进行后续检查。

（5）耐心等待后续环节，有任何问题可以随时咨询专业医护人员。

（6）适时安排上机扫描关键检查环节。

（7）后续将进行严谨的报告解析与反馈，敬请关注。

PET/CT在肿瘤中的应用

（1）准确诊断占位性病变的性质，进行良恶性肿瘤鉴别的重要依据。

（2）帮助定位肿瘤的原发部位，尽早明确病源所在地。

（3）对肿瘤进行精确分期及重新分期，助力精准治疗决策。

（4）对治疗后的效果进行量化评估，追踪病情发展。

（5）辅助肿瘤放疗的生物靶区勾画，提高治疗精度和效果。

PET/CT影像下的真实世界——辨认肿瘤的照妖镜

青年女性A，单位健康体检中偶然发现右肺结节，建议3个月，6个月，12个月密切随访。患者因发现肺结节后总是担心，难以入眠，预约PET/CT鉴别肺结节良恶性。

影像结果显示：右肺上叶后段磨玻璃结节，大小9.7毫米×8.2毫米，边缘光整，与右肺斜裂宽基底相连，糖代谢稍增高，SUVmax=0.52，考虑早期肺癌；纵隔及双肺门未见淋巴结转移。

经核医学科、胸外科、呼吸科、肿瘤科多学科会诊，建议手术明确病理。手术后病理提示：肺原位腺癌；早期诊断铲除恶性肺结节（图2-1）。

患者A非常感谢，手术痊愈后感谢核医学科，并询问医生："肿瘤多是基因和环境共同作用结果，我会不会是携带了遗传基因导致的肺肿瘤？"遂想起带母亲也来使用PET/CT健康体检。

其母亲随后也来检查，不查不知道，一查吓一跳，老年女性B，右肺上叶尖段混杂密度磨玻璃结节，其内见空泡、毛刺，临近胸膜牵拉，左肺下叶混杂密度结节，代谢均异常增高，SUVmax=6.92，均考虑肺癌，建议胸外科进一

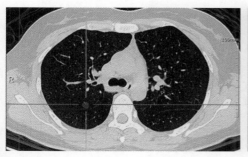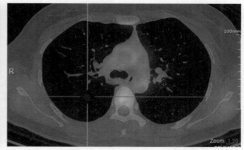

图2-1 患者A的PET/CT影像

步诊疗；纵隔淋巴结增大伴糖代谢增高，考虑部分转移。

接受胸外科手术后，病理提示：浸润型肺腺癌；EGFR突变。切除右肺上叶，靶向药进一步治疗。

母女二人，因为一次体检，与PET/CT结缘，经多学科诊疗和检查发现早期结节，找到并鉴别结节性质，PET/CT真正成为肿瘤的照妖镜（图2-2）。

老年患者C，因气促、咳嗽入院，CT平扫提示：右肺上叶后段炎症；双肺多发结节，纵隔多发肿大淋巴结，疑双肺多发转移瘤可能，建议增强扫描。

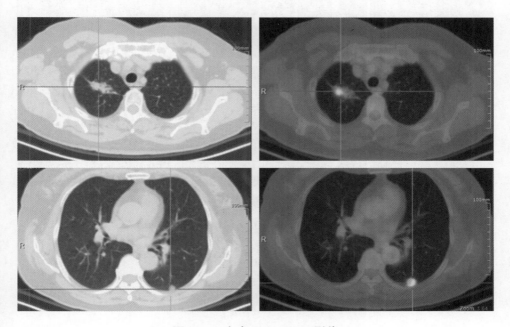

图2-2 患者B PET/CT影像

患者既往有皮肤癌病史，非常担心会发生癌转移，遂进一步增强助诊！胸部增强CT提示：双肺多发结节，结合病史，考虑转移瘤，心脏增大，主动脉及冠状动脉壁钙化。

临床医生与家属充分沟通后告知，明确诊断可以采用穿刺明确病理性质，也可以PET/CT检查全身评估是否为转移瘤。家属同意行PET/CT检查，结果显示双肺多发结节，边缘钙化，局部糖代谢稍增高。结合病史，考虑陈旧性结核，无须手术，定期进行随访（图2-3）。

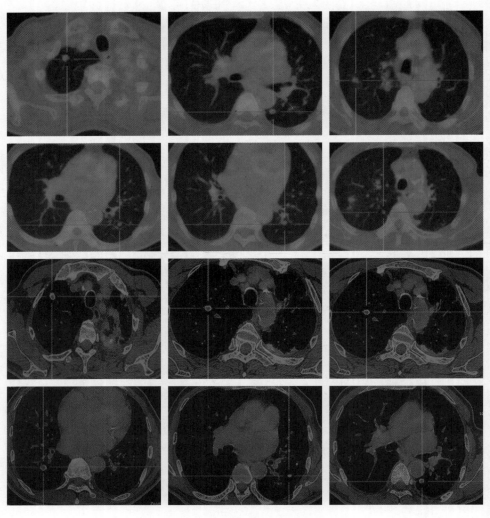

图2-3　患者C PET/CT影像

3位患者，2个家庭，罹患肿瘤是不幸的，癌症患者的痛苦来源于身体、心理、心灵还有生命意义的找寻：思想上的负担，身体上的疼痛，使他们寝食难安，并不是所有人有机会可以早期诊断，我们遇到很多晚期病人，他们患癌之后接受现状的痛苦，远远大于身体上的疼痛，切断健康的过往，没有PET/CT是万万不能的，但仅有PET/CT是远远不够的，医患需要做的还有很多。

火眼金睛识肿瘤——PET/MR

一位身体健康的青年才俊，在最美好的年华，突发腰痛，最后确诊为胰腺癌肝转移，而确诊的背后是一台高端核医学设备PET/MR（图2-4）。

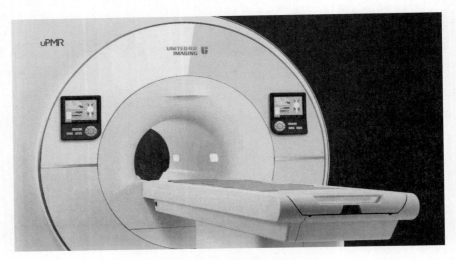

图2-4　PET/MR机器

正常人体内，细胞每天都会分裂和程序性死亡，因外环境、个人生活习性、炎症等造成的损伤反复发生时，导致内环境改变，可能产生有害基因改变，导致产生癌细胞。癌细胞最终不可控制的无序生长；癌细胞的"狡猾"令人无法想象。从它诞生的那天起，它要落地生根，它要发芽开花。为了生存，肿瘤会率先"迷惑"周围的免疫系统，免疫逃逸让其敌我不分，进而营造出有利于自己生存的微环境。

什么是PET/MR

PET/MR是一种利用核医学技术，将PET和MR两种不同的影像学技术结合在一起的新型设备。PET利用放射性核素标记的药物作为示踪剂，通过追踪示踪剂在体内的分布情况，反映出人体内部的代谢、血液循环等生理活动信息。MR则利用磁场对人体组织的磁共振信号进行成像，揭示出人体结构、组织和器官的形态特征和功能状态。

PET/MR在扫描时，同时利用这两种技术进行成像。首先，通过MR扫描获取人体内部的结构信息，建立一个三维结构模型。随后，将注射入体内的放射性核素标记药物通过MR扫描进行追踪，同时获得PET的影像数据。两种影像数据经过计算机融合处理，形成一个完整的人体内部生理图像。

PET/MR通过将两种不同的影像技术结合在一起，实现了对人体内部的多维度、全面、精确的生理成像，为疾病的诊断、分期、治疗和预后提供了重要的影像学依据。相比传统的影像学检查方法，PET/MR具有更高的精准度和更大的优势。

首先，PET/MR的精准度更高，其独特的功能成像技术能够反映人体组织的代谢情况和生理功能，对于疾病的早期诊断和疗效评估有着重要意义。

其次，PET/MR的成像更加全面，不仅可以进行形态学观察，还可以提供功能和代谢信息，为医生的诊断和治疗提供更丰富的依据。

此外，PET/MR还具有更高的安全性，因为它的检查过程中不使用X射线，对人体的辐射影响较小。同时，PET/MR的检查过程也更加舒适，其强大的磁场能够提供稳定的检查环境，减轻患者的不适感。

综上所述，PET/MR不仅在精准度上有显著优势，而且在全面性、安全性和舒适性上也有较大的提升，是一种更具优势的影像学检查方法。

PET/MR 的临床应用

PET/MR检查是一种结合了PET和MR两种影像学技术的新型诊断方法，能够为临床医生提供更加全面、精准的诊断依据。以下是一些适合进行PET/MR检查的人群：

（1）肿瘤患者：PET/MR检查可用于癌症患者的早期诊断、肿瘤分期和疗效评估等方面，尤其适用于难以通过CT或MRI检查发现的微小肿瘤。PET/MR不仅可以准确地诊断出患者是否患有癌症，而且在癌症治疗过程中也发挥了至关重要的作用。它可以帮助医生精准地制订治疗方案，通过对比癌症组织与正常组织的代谢差异，选择最有效的治疗方法。比如，在传统放疗中，如果无法准确测量肿瘤体积，医生就无法精准定位，导致放射剂量过度或不足，从而影响治疗效果。而通过PET/MR，医生可以准确测量肿瘤体积，从而制订更加精确的治疗计划，提高治疗效果。同时，PET/MR还可以检测肿瘤的复发情况，帮助医生及时调整治疗方案，提高患者的生存率。因此，PET/MR在癌症治疗中扮演了极其重要的角色，帮助医生作出更明智的决策，提高治疗效果，造福广大患者。

（2）神经系统疾病患者：PET/MR检查可用于帕金森病、阿尔茨海默病、多发性硬化症等神经系统疾病的诊断和评估。PET/MR在神经系统疾病诊断中的应用具有显著的价值，它能通过扫描和分析神经元代谢活动，对不同类型的神经系统疾病进行鉴别和诊断。其中，PET可以对人体的神经细胞活动进行观察，通过对靶向性的放射性药物的摄取情况进行分析，判断是否存在神经元活动异常。而MR则可以进一步对脑部结构进行细致的扫描，准确地反映出脑部病变的位置和范围。

（3）心血管疾病患者：PET/MR检查可用于心肌梗死、心力衰竭、心肌炎等心血管疾病的诊断和评估，尤其适用于疑似冠心病患者的诊断。通过PET/MR，医生可以在一次检查中同时获取高质量的功能和结构信息，从而精确诊断和评估心血管疾病。通过PET/MR，医生可以精准定位心肌缺血的部位和范围，帮助制订治疗方案。同时，PET/MR还能显示心肌梗死的区域，帮助医生制订早期治疗计划，减少心肌损伤的程度。在诊断心脏肿瘤和心肌病方面，PET/MR同样发挥着重要的作用，能帮助医生准确判断病变的位置、范围和性质，为临床治疗提供更可靠的依据。

（4）生殖系统疾病患者：PET/MR检查可用于男性不育症、女性不孕症等生殖系统疾病的诊断和评估。

（5）骨关节疾病患者：PET/MR检查可用于骨质疏松症、关节炎、骨髓炎等骨关节疾病的诊断和评估。

总之，PET/MR检查是一种多功能的影像学检查方法，能够为多种疾病的诊断和评估提供有价值的信息。

PET/MR 的检查注意事项是什么？

PET/MR的检查注意事项有以下几点：

（1）预约检查前，应保持安静的生活环境，避免剧烈运动和过度劳累，以保证检查结果的准确性。

（2）携带相关病史资料，如既往病历、病理报告等，以便医生进行全面评估。

（3）穿着舒适宽松的衣服，避免穿戴金属饰品，以免影响检查效果。

（4）在检查前要注意禁食，以防空腹时间过长，影响检查结果。

（5）检查过程中，要保持安静，听从医生的指令，并遵守操作规定。

（6）检查后要等待一段时间，以使身体逐渐恢复到正常状态。

（7）希望患者注意上述检查注意事项，以免影响检查效果。

照亮肿瘤的新武器——FAPI显像

患者男性，68岁，吸烟30多年，近期反复咯血，肺部CT示肺部占位，但局部伴钙化；FDG PET/CT示考虑恶性病变，纵隔及肺门多发淋巴结，葡萄糖代谢增高，不除外转移；CT引导下穿刺因肺气肿明显合并气胸，未能明确病理类型或确诊。经全院多学科联合会诊（MDT）讨论后，要明确淋巴结情况才能进一步安排手术，核医学科医生建议FAPI PET/CT显像，FAPI PET/CT显像未见高代谢淋巴结，提示纵隔没有淋巴结转移，经过与患者及其家属的充分沟通，并告知手术的利弊及鉴于肺功能情况欠佳，不管最后病理是什么，仅决定单孔左上叶部分切除并加淋巴结采样，最后病理为鳞状细胞癌，肿瘤边上有钙化灶，其实是不连的，肿瘤刚好紧挨着钙化灶长，那么我们就了解一下FAPI PET/CT显像。

何为FAPI PET/CT显像

常规的PET/CT检查是利用正电子核素标记葡萄糖等人体代谢物作为显像剂，通过分析病灶对于这些显像剂的吸收情况，进而揭示出其内部代谢过程中的微妙变化。如今，最为普遍使用的PET显像剂当属^{18}F-FDG（氟化脱氧葡萄糖）。然而，有部分肿瘤却对葡萄糖并不十分敏感。此时，FAPI便成了一种颇具潜力的新型PET/CT显像剂，展现了极高的肿瘤疾病诊断价值，原因在于该技术能够通过反映肿瘤间质中肿瘤相关成纤维细胞表达的肿瘤相关成纤维蛋白（fibroblast activation protein, FAP）进行精确成像。由于FAP在恶性肿瘤组织里均存在，因此采用FAPI（fibroblast activation protein inhibitor）这种抑制剂，可以特异性地与肿瘤组织中的FAP结合，便能有效判别出那些无法被FDG所吸收的病灶，这无疑等同于采取了另一种视角去探测患处是否存有肿瘤。值得注意的是，胃癌及相应转移灶往往高表达FAP，因此，将^{68}Ga标记的FAPI注入人体之后，便会致使其在肿瘤组织中大量聚集，最终在图像上展现出鲜明而耀眼的亮点，从而实现对那些原本可能逃过^{18}F-FDG PET/CT检测的病灶清晰而精准的识辨。

FAPI显像起源

肿瘤是由肿瘤细胞与肿瘤基质构成的，所谓肿瘤基质则由肿瘤组织内各类血管结构、炎性细胞、成纤维细胞及胶原蛋白等共同构筑而成。其中成纤维细胞活化蛋白在此过程中表现活跃，在众多肿瘤相关的成纤维细胞中均呈现出显著的过表达现象。一些实体瘤，诸如乳腺癌、结肠癌和胰腺癌等都拥有极高的促纤维增生反应特征，其结果便是致使肿瘤相关的成纤维细胞和细胞外纤维化为数众多，且这类成分在肿瘤总体质量中所占比例高达90%之多；相比之下，原始肿瘤细胞在其中所占据的比例则相对较少。而肿瘤微环境，即包含了肿瘤细胞、成纤维细胞、内皮细胞、微血管、微淋巴管、组织液、免疫细胞及各类细胞因子和趋化因子等诸多元素在内的综合性系统，无疑在肿瘤发生、发展的各个阶段和过程中担当着决定性的角色。

肿瘤相关成纤维细胞（carcinoma associated fibroblast, CAF）作为一种起源自骨髓和局部组织的成纤维细胞类别，其在肿瘤细胞及TME（肿瘤微环境）内部千变万化的生存条件刺激下，仿佛进入了一种特殊的"激活状态"。CAF不仅具备强大的自我增殖潜力，更能展现出色的迁移能力，同时还能够大量分泌细胞因子，合成各类细胞基质蛋白，这使之成为构成TME的核心力量。CAF通过分泌细胞因子、生长因子、趋化因子及细胞外基质降解酶等多种生物活性物质，有力地推动肿瘤细胞的快速繁殖、深度侵入，乃至促进肿瘤微血管的生长形成。正是基于CAF在肿瘤发生、发展过程中的关键作用，对CAF进行更为深入详尽的研究将可能为我们定位恶性肿瘤的诊断方向、制订科学合理的治疗方案及评估患者预后情况发挥举足轻重的影响。近来，一种被称为成纤维细胞活化蛋白（fibril cell activation protein, FAP）的新发现吸引了科学家们的广泛关注。尽管FAP本质上是一种在纤维细胞中表达的蛋白质，可有效促进纤维细胞的活化，加快伤口愈合进度等环节。然而，要将FAP在人体内的分布和活性状况实现可视化，始终是摆在科研工作者面前的一大挑战。

为了应对这一挑战，科学界研发出一种名为原子核医学显影技术的方法。该方法借助放射性同位素标记的FAP，从而实现在人体内部进行准确追踪和影像成像。此项手段不仅能够清晰展示FAP在体内的细腻分布形态，更可以揭示FAP的真实活性状况，进而辅助科学家们更加全面地理解纤维母细胞在人体生命活动过程中所扮演的关键角色。

基于成纤维细胞激活蛋白的核医学成像新星——FAPI（Fibroblast

Activation Protein Imaging Agent）放射性示踪剂，这是一个全新的医学诊断工具的诞生，它能极大提高医生识别肿瘤的精确度及其体积大小，这样才能对患者实行最合适的手术方案和治疗措施。研究发现该新型显像剂FAPI运作的基本原理是利用肿瘤周围如影随形的成纤维细胞激活蛋白（FAP）作为拍摄焦点，通过其特殊的分子结构与FAP紧密结合，相较于传统的影像手段，FAPI明显提高了敏感度及精确性。借助领先的核医学显像技术，科研工作者能够及时洞察FAP在人体内部的精准变化，从而为全面深入研究成纤维细胞的独特功能和关键角色提供了强有力支持。

在未来，我们有理由相信，上述创新技术将会在更为广阔的医学领域发挥重大作用，其中包括肿瘤学、神经学及免疫学等。如此一来，将义不容辞地为保障人类健康献上一份重要的贡献力量。

总而言之，成纤维细胞激活蛋白核医学显微镜技术是一次具有里程碑意义的科技革命，这个伟大的工具将助力科研工作者全方位透彻地理解成纤维细胞在人体生理功能中所扮演的重要角色。借此技术，很可能实现对人类健康状况作出显著改进的宏伟愿景，并且毫无疑问地引领未来医学领域向更加尖端且高效的方向进发。

围剿肿瘤
——碘-125粒子对癌细胞的精准爆破

　　66岁的穆大叔，最近感到胸部疼痛，咳嗽，咯血，行全身PET/CT检查发现左肺长了一个直径约3 cm大的肿块，穿刺活检后确诊为腺鳞癌。在准备手术前穆大叔评估有冠心病，前降支狭窄约75%，经评估后发现不能耐受外科手术，腺鳞癌对放、化疗均不是非常敏感，这一下让穆大叔和他的家人陷入了两难的境地。

　　下一步该如何治疗呢？经过全院多学科会诊，可以使用碘125（^{125}I）粒子植入治疗，整个手术过程仅历时1小时就完美收官，由于是局部麻醉，手术结束穆大叔几小时就可以下床活动，且对手术过程赞不绝口："打麻药感觉被针扎了一下，手术没有任何疼痛的感觉，手术没几小时就可以下床行走！"术后3个月复查，肿块明显缩小。6个月复查时肿块已经基本消失，原病灶区仅仅留下^{125}I粒子局部聚集的征象。最终，穆大叔生活慢慢回到正常，每年定期复查。那什么是^{125}I粒子呢（图2-5、图2-6）？

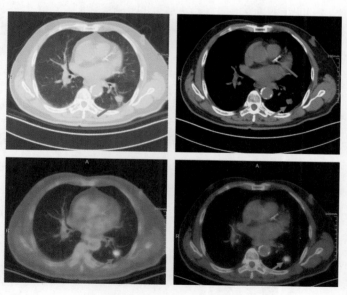

图2-5　手术前影像结果

图注：红色箭头为肺癌肿块，蓝色箭头为冠状动脉混合斑块

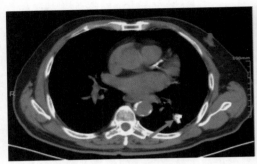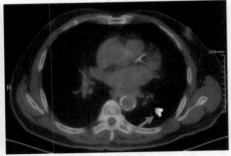

图2-6　6个月复查时影像结果

什么是¹²⁵I粒子

　　¹²⁵I粒子是放射性粒子植入治疗技术中的一种物质。¹²⁵I粒子会释放出射线，射线照射的距离比较短，将¹²⁵I元素包裹在银棒里面，外面再用钛合金进行封闭，不会导致环境的污染，是比较绿色的内照射元素。¹²⁵I粒子直径大概只有4.5毫米，粒子植入到肿瘤内部，每个粒子犹如无数闪耀的小太阳，粒子中心附近的射线最强，局部照射剂量远比正常组织高得多；能最大限度杀伤肿瘤细胞，对正常组织和敏感组织损伤小，并发症发生率低。经过约两个月的治疗周期后，¹²⁵I的放射能力会衰减至原有的一半，通常情况下需要经历3次半衰期以上，其放射能量将彻底消散。借助这一先进的内照射治疗技术，只需短短180日便可通过高强度近距离辐射，使肿瘤难以继续存活于患者体内，从而实现了对肿瘤的精准治愈。

¹²⁵I粒子的适应症

　　在选择是否进行¹²⁵I粒子植入治疗时，首先应考虑患者的具体情况。适应症包括以下几种。

　　（1）转移性肿瘤：¹²⁵I粒子植入可用于治疗全身各部位的转移性肿瘤。特别是对于无法手术或化疗效果不明显的患者，¹²⁵I粒子植入可提高肿瘤局部控制率和患者生存率。

　　（2）实体肿瘤：¹²⁵I粒子植入是一种有效的局部治疗手段，适用于治疗颅内肿瘤、鼻咽癌、肺癌、肝癌、胰腺癌、前列腺癌、膀胱癌、乳腺癌、宫颈癌、舌癌、喉癌等实体肿瘤。

　　（3）复发肿瘤：对于手术或放疗后复发的肿瘤，¹²⁵I粒子植入可作为一种有效的治疗手段。

^{125}I粒子疗效如何

^{125}I粒子植入的治疗效果如何？这个问题的答案取决于多种因素。首先，粒子植入的定位精度和数量非常重要，它们直接影响治疗的效果。其次，^{125}I粒子的辐射半径和持续时间也是决定疗效的重要因素。此外，肿瘤的类型、大小、位置和患者的身体状况也会影响治疗的效果。

一般来说，^{125}I粒子植入可以有效地杀死肿瘤细胞，减少肿瘤的体积，缓解肿瘤的症状，延长患者的生存时间。

^{125}I粒子植入治疗是一种"高效低毒"的内照射抗肿瘤治疗方式，可惜很多患者都因对这种方法不甚了解而错过了最佳治疗时间，因为适合^{125}I粒子植入治疗的局灶性肿瘤，越早放置，局控率越高，疗效越好。

^{125}I粒子治疗的特点

^{125}I粒子植入治疗是一种通过向肿瘤部位植入^{125}I粒子，对肿瘤进行持续性低能量放射治疗的技术。该技术具有以下几个特点：

（1）局部精准治疗：^{125}I粒子体积小，可灵活移动至肿瘤内部，定位准确，实现对肿瘤的局部精准治疗，减少对正常组织的损伤。

（2）持续性低能量放射：^{125}I粒子可以持续发出低能量的γ射线，在肿瘤内部形成"内照射"，逐渐杀伤肿瘤细胞，并且具有较好的持续性和稳定性。

（3）创伤小：^{125}I粒子植入治疗创伤小，手术操作简单，恢复快，患者术后疼痛感较轻，可以提高患者的生活质量。

（4）多种肿瘤适应证：^{125}I粒子植入治疗适用于多种类型的肿瘤，如前列腺癌、肺癌、肝癌、乳腺癌等，具有广泛的应用前景。

（5）安全性高：^{125}I粒子植入治疗具有良好的安全性，经过充分的临床验证，其不良反应较轻，患者耐受性良好。

总之，^{125}I粒子植入治疗具有局部精准治疗、持续性低能量放射、创伤小、多种肿瘤适应证和安全性高等技术特点，是一种有效的肿瘤治疗手段。

^{125}I粒子安全性如何

粒子植入的手术过程是在影像引导下，通过微创的方式将^{125}I粒子植入肿瘤组织内部。医生会在手术前根据患者的具体情况制订详细的手术方案，精确控制粒子的分布，确保对肿瘤组织的有效杀伤。此外，医生还会在手术后定期对患者进行随访和监测，以确保粒子的稳定性和治疗效果。

总体而言，^{125}I粒子植入是一种安全有效的肿瘤治疗方法，适合多种肿瘤类型的治疗，患者可以在医生的指导下放心接受治疗。

阿尔法驱动肿瘤燃烧
——肿瘤治疗的新方法

伴随着癌症、心血管慢性疾病及神经系统疾病对于早期精确诊断及针对性治疗日益强烈的新需求，核医学领域在最近几年内迅速崛起并逐渐发展为主流学术界的"明星"；而精准医疗这一理念的广泛传播与实践推广，也激发了国内外医药产业对核药物在疾病诊治过程中所扮演的重要角色产生更高的关注度，进而有力地推动了新型核药物研发领域的蓬勃兴起，尤其阿尔法（α）粒子放射性药物的研究和临床应用，为肿瘤的治疗提供了一种疗效优良的新方法。

在美国FDA（食品药品监督管理局）批准α粒子放射性药物$^{223}RaCl_2$用于临床10年后，于2020年8月在我国获批上市，也是第一个在我国临床开放应用的α粒子放射性药物。

α粒子放射性药物

靶向放射性核素以其在肿瘤学领域展现出的巨大潜力，被誉为一种先进的治疗方法。这种技术能够精确地向癌细胞输送高效能的电离辐射，并尽可能降低对周围健康组织的伤害，从而实现对癌变病灶的定位打击。靶向放射性核素疗法不仅已经在微小转移及对于传统治疗手段产生耐受性的癌症病患中取得喜人成果，而且还已经成功应用于各种肿瘤类型。值得注意的是，此项治疗的应用范围已经逐渐扩展至诸如病毒和细菌感染等其他医疗领域。为了使放射性核素有效递送到肿瘤组织内部并避免对周围正常组织造成伤害，研究人员常采用与靶标分子相偶联或者螯合的方式进行操作。

我们进入核医学治疗领域时首先是应用β-线的核素和俄歇电子，如^{131}I，用以治疗甲亢、甲癌和^{131}I标志物，如^{131}I-MIBG等。早年曾应用^{32}P治疗真性红细胞增多症、血小板增多症、多发性骨髓瘤等，应用^{32}P的化合物胶体^{32}P治疗恶性胸腹水等，效果均明显。近年由于化疗的进展，一些恶性血液疾病已不选择放射性核素，但^{32}P（$Na_2H^{32}PO_4$）还是发射β粒子的良好药物。

近年来α粒子在肿瘤中的应用显示出了极大的潜力，尤其是在全身广泛分布的微小肿瘤灶具有较好的治疗潜力，α粒子已成为是一种新的选择。FDA批准了几种α粒子治疗用核素，至今FDA批准的β粒子和α粒子的比例为1∶7，可能这是今后的趋势。α粒子有着较高的线性能量转移水平（50～230 keV/μm），α粒子在肿瘤中的射程短，电离辐射强，对周围正常细胞损伤小，这使得它更容易引发肿瘤细胞DNA集簇性损伤。

医用靶向α核素有哪些

早期关于靶向α核素疗法的研究集中在评估免疫偶联物螯合单个α核素的治疗性能。近年来，能在衰变链中发射多个α粒子的放射性核素越来越受到关注，这相当于在生物体内增/配置了α核素，进而增加了（精准）递送剂量。因此，目前应用临床或临床研究阶段的α粒子放射性药物有以下几种。

1. 镭-223

美国FDA批准用于治疗癌症的第一种α核素就是镭-223（^{223}Ra），也是欧洲药品管理局（EMA）批准的唯一一种α粒子放射性药物，用于治疗去势抵抗前列腺癌、有症状的骨转移和未知内脏转移疾病的患者。^{223}RaCl$_2$活性部分模拟了钙离子，通过与骨骼中的羟基磷灰石（HAP）形成复合物，具有亲骨性，尤其是骨转移病理骨增生活跃的区域。^{223}Ra发射的α粒子能够在邻近肿瘤细胞中引发高频率的双链DNA断裂，从而产生强效的细胞毒效应。同时，由于其α粒子发射半径小于100微米（不到10个细胞直径），其半衰期为11.4天，能够最大限度地减少对周围正常组织的伤害。

2. 锕-225

锕-225（^{225}Ac）具有10天半衰期的独特优势。1993年，Geerling等人就提出了^{225}Ac的靶向α核素治疗的概念。在此后的20年里，人们进行了广泛的研究，并进行了大量的临床前研究和几项临床研究。早期的开创性临床工作集中于治疗白血病、非霍奇金淋巴瘤、恶性黑素瘤、脑肿瘤、神经内分泌肿瘤等疾病。关于^{225}Ac的放射性治疗药物有用于前列腺癌的^{225}Ac-PSMA-617和^{225}Ac-hk2/J591、用于神经内分泌肿瘤的^{225}Ac-DOTATATE/DOCTATOC、用于白血病的^{225}Ac-lintuzumab、用于胶质母细胞瘤的^{225}Ac-DOTA-Substance P、用于晚期结直肠癌的^{225}Ac-DOTA-MSA等，这些药物目前均处于不同的临床研究阶段，有些已进入临床三期研究阶段，预示着距离其正式的临床应用已经为时不远。

3. 钍–227

钍–227（^{227}Th）拥有长达 18.7 天的半衰期。它能够历经一系列的 α 衰变过程，最终转化为 ^{223}Ra。值得一提的是，^{227}Th 衰变链产生的能量可激发出 5 个 α 粒子，这使得人们有可能将其作为体内 α 辐射发生器，从而显著提升向肿瘤组织输送的辐射剂量。

经过不懈的研究和探索，科学家们已成功研发出了众多使用 ^{227}Th 治疗癌症的有效方式，如将 ^{227}Th 与各类靶向剂相结合，进一步增强治疗效果。针对 PSMA 呈阳性的前列腺癌、间皮素表达异常的肿瘤、HER2 阳性的肿瘤及患有非霍奇金淋巴瘤等的 4 种 ^{227}Th 的靶向药物已经取得很大进展，并进入了一期临床试验阶段。

4. 砹–211

砹是天然存在的最重的卤素，它的同位素之一砹–211（^{211}At）在 50 多年前被用作碘同位素的替代品，用于致敏淋巴细胞的特异性失活。^{211}At 的放射学性质有利于靶向 α 治疗，因为它的半衰期为 7.2 小时（足够长的时间来偶联核素偶联药物），超过 99% 的 ^{211}At 辐射能量来自 α 衰变；此外，它的一个子体 ^{211}Pu 发射 X 射线（77 ～ 92 keV），还可用于成像。医用靶向 α 核素的其他放射性同位素是金属，它们的放射性标记依赖于金属化工艺，而 At 是卤素。因此，^{211}At 放射性标记是基于与锡基衍生物、碘盐或硼衍生物等的反应。

以 ^{211}At 为代表的这类放射性物质具备良好的生物学特性，尤其在针对 α 衰变的靶向治疗方面优势显著，这主要得益于该同位素质子半衰期长达 7.2 小时，足以满足核素偶联药物的构建需求，且 ^{211}At 辐射能有超过 99% 来源于强度极高的 α 衰变过程。此外，^{211}At 的次级放射产物钋–211（^{211}Pu）具备独特的 X 线发射特性，涵盖 77 ～ 92 千电子伏特之间的波段，非常适用于医学影像技术中的放射成像领域。相较于以金属为主的其他医用靶向 α 核素，砹属于卤素范畴，其放射性标记过程更多地依赖于化合物的置换反应，例如与锡基、碘盐、硼衍生物等的化学合成。迄今为止，已有 6 种基于 ^{211}At 的靶向药物进入临床试验阶段，其中治疗难治性白血病和骨髓增生异常综合征的药物 ^{211}At–BC8–B10 已进入二期临床试验阶段，用于治疗多发性骨髓瘤、卵巢癌、甲状腺癌和胃肠道肿瘤的新型阿尔法药物 ^{211}At–OKT10–B10、^{211}At–astatine MX35 F（ab'）2、

AMG211等已进入一期临床试验阶段。

5. 铅—212/铋—212

铅—212（^{212}Pb）是一种半衰期为10.6小时的放射性核素，通常可从^{224}Ra发生器中制备。^{212}Pb本身发生的是β衰变，但衰变后可以产生医用铋—212（^{212}Bi），^{212}Bi是一种半衰期为60.55分钟的放射性同位素，通过^{208}Tl（36%）和^{212}Po（64%）两种衰变途径生成稳定的^{208}Pb，两种衰变路径都释放α和β粒子。临床上使用^{212}Pb变相延长^{212}Bi的60.55分钟半衰期。^{212}Pb放射性标记的生长抑素受体（SSTR）靶向肽复合物，可以靶向杀死单个癌细胞，同时最大限度地减少对周围健康组织的毒性。

目前一种用铅—212（^{212}Pb）标记的靶向SSTR的肽复合物组成的新药αMedix™（^{212}Pb–DOTAMTATE），2024年2月被美国食品药品管理局（FDA）授予"突破性疗法"，可用于治疗不可切除或转移性、表达生长抑素受体的胃肠胰神经内分泌肿瘤（GEP–NETs）成人患者，αMedix™也是首个获得突破性疗法认定的靶向α疗法。FDA的突破性疗法认定强调了αMedix™作为一种创新疗法的潜力，它可能重新定义神经内分泌肿瘤患者的治疗方式。我们相信，对于转移性或不可手术表达SSTR的GEP–NETs患者，αMedix™有潜力展示出与目前FDA批准的使用β粒子发射器的PRRT相比的实质性益处。FDA的决定对于患有这种疾病的患者来说是一个好消息，也是加速这种新疗法开发的一个重要里程碑。

6. 铋—213

铋—213（^{213}Bi）是一种在肿瘤治疗中很有潜力的阿尔法放射性核素，它的半衰期为45.6分钟，可以在$^{225}Ac/^{213}Bi$发生器中产生，产生临床有用的放射性核素。与前面的放射性同位素一样，^{213}Bi较短的半衰期也限制了治疗性核素偶联药物的制备。然而，^{213}Bi衰变链包括440 keV的高能γ辐射，这种高能量的辐射既可用以对肿瘤组织进行精准的摄取值显像，又能够精确定量肿瘤组织接受到的辐射剂量，从而实现诊疗一体化和精准治疗的发展。最近的研究报道，^{213}Bi偶联FAPI在临床前研究中证明了其卓越的杀伤肿瘤组织的作用。

在未来，α靶向放射性核素疗法将朝着更加精准、高效和智能化的方向发展。随着人工智能技术的广泛应用，个性化的治疗方案将逐渐成为现实。同时，新兴的药物联合治疗策略也将助力于靶向放射性核素疗法的疗效提升。更加高效的药物传输技术和新型的放射性核素研发，将使治疗过程更加便捷和安全。展望未来，靶向放射性核素疗法必将成为肿瘤治疗领域的一股强大力量，造福更多患者。

硬核抗癌——肿瘤的诊疗一体化

"医生，我甲状腺癌做过手术了，甲状腺全部切除了，周围淋巴结也切除了。但手术医生还要我到核医学科做^{131}I治疗，请问还有必要吗？"一位中年男性带着病例资料来到核医学科说。那么甲状腺癌术后做^{131}I治疗有哪些作用呢？哪些甲状腺癌患者术后还需要做^{131}I治疗？

甲状腺癌^{131}I治疗的作用

（1）清除术后残留甲状腺。虽然已经进行甲状腺全切手术了，但是仍有少量肉眼无法看见的甲状腺组织残留，而这部分残留组织只有^{131}I可以完全清除，因此使用^{131}I可清除残留甲状腺组织、降低复发率。

（2）治疗转移灶或清除隐匿的甲状腺癌细胞。有明确的转移性病灶，且手术无法切除的情况下，需要做^{131}I治疗；

（3）可有效降低远处转移风险。对于甲状腺癌术后远处转移风险较高的患者，^{131}I治疗可以有效降低此类风险，起到较好的治疗效果。尤其对于肿瘤标志物——甲状腺球蛋白（Tg）较高且无法判断全身是否有转移性病灶的情况下，也可通过^{131}I治疗来进一步明确。

^{131}I治疗甲状腺癌的原理是什么

由于碘是合成甲状腺激素必需的物质之一，当碘进入人体后，其占据主导地位的去向是甲状腺组织部位。^{131}I是碘的同位素，和碘有相同的化学性质，分化型甲状腺癌细胞与正常甲状腺细胞具有类似的摄取碘能力，口服^{131}I后，会被甲状腺癌细胞摄取，从而在癌细胞内释放出β射线，凭借其迅速的穿透力及持续释放出的大批量高能射线，对甲状腺癌细胞进行精准打击，通过破坏癌细胞的DNA来杀死癌细胞。

此外，^{131}I可同时发射γ射线和β射线，γ射线用来显像检查，β射线用来治疗，所以^{131}I是一种放射性药物，用来诊断和治疗疾病，是经典诊疗一体化代表。

何为诊疗一体化

放射性核素应用到临床实践中，用于诊断和治疗，并且诞生了一个新的方向——诊疗一体化，核医学诊疗一体化是基于某些具有诊断和治疗双重作用的放射性核素将显像诊断与内照射治疗相结合，从而达到可视化诊断与精准治疗的目的，即诊断性放射性药物分子影像能够显示病灶，病灶也能够靶向摄取标记的治疗性放射性药物，通过核素内照射治疗已发现的病灶，实现个体化诊断与治疗。

它不仅可以常规用于核医学的诊断显像（γ光子及正电子），而且也可以用于内照射治疗（α粒子或β粒子），发射较短射程（纳米～微米）的α粒子和俄歇电子（AE）的放射性核素因其在衰变处提供了较高的电离密度。这样的配对使得医生可以从SPECT或PET诊断获得患者特定的信息，从而量化体内功能或受体密度，从而为治疗提供精准的生物分布和预后。

诊疗一体化的发展

伴随着核医学技术的日新月异，除传统且经典的碘-131以外，近些年来，以诊疗一体化为核心的革命性医疗模式得到了迅猛发展。在这个以放射性核素诊断和治疗相结合的综合体系之中，同一配体与相应诊疗配对核素的巧妙组合成为主流趋势，其中尤以镓-68（^{68}Ga）和镥-177（^{177}Lu）备受瞩目。其放射性物质的特性为半衰期分别为68分钟及6.7天，而它令人瞩目的β+的发射率达到惊人的89%，其最大能量值更是高达1 899 keV，而^{177}Lu的β-发射率则稳定在134 keV。这两种核素均可由现代化的回旋加速器成功制造，而且日益丰富的科研成果正在不断推动着核素在诊疗一体化领域的深入研究与广泛应用。

值得我们高度关注的是，就在2020年，^{68}Ga-PSMA-11凭借卓越的性能顺利通过了美国食品药品监督管理局的审批，成了首个被允许用于前列腺特异性膜抗原（PSMA）阳性前列腺癌患者PET成像的^{68}Ga放射性药物。作为诊断和治疗前列腺癌的关键靶点，PSMA靶向影像对于患者的病情演变及其治疗有着显著的参考价值。同时，应用^{177}Lu标记的PSMA-617进行PSMA靶向治疗的效果亦相当突出，尤其适用于转移性去势抵抗性前列腺癌（mCRPC）等疾病的治疗。

多个独立研究团队在紧接其后的研究中揭示，成纤维细胞活化蛋白（FAP）在肿瘤间质活化的成纤维细胞、肉瘤的肿瘤细胞及其相应肉芽组织中呈现出异常表达，研究发现FAP与肿瘤细胞的增殖、浸润、迁移和预后密切相关，被明确确认FAP是调控肿瘤细胞外基质（extracellular matrix, ECM）降解功能的关键膜蛋白酶。因此，具有针对性探针作用的放射性药物如^{68}Ga和^{177}Lu，能够聚焦于肿瘤诊断与治疗，体现出其卓越作用，FAPI起到了辐射周围恶性肿瘤细胞，进而达到杀伤效果。在此基础之上，我们必须要全面考虑诸如射线类型、肿瘤体积、肿瘤细胞密度、基质中成纤维细胞密度等微观因素，同时重视治疗前放射性剂量评估工作。

诊疗一体化的前景

在未来，诊疗一体化核素的发展趋势十分显著。在癌症诊断、治疗和追踪方面具有巨大的潜力，为患者提供更好的治疗方案。比如，对于实体肿瘤的治疗，诊疗一体化核素可以实时监测癌细胞的增殖情况，并通过微型机器人来精准定位并摧毁它们，从而实现对肿瘤的精准治疗。在核医学诊断方面，它们不仅能够提高诊断的精确性，还能有效地减轻患者的辐射负担。同时，它们也为追踪癌症的治疗效果提供了更便捷的方法。总之，诊疗一体化核素在未来的应用前景十分广阔，有望成为癌症治疗领域的一股重要力量。

女娲补天之核素敷贴治疗

核素敷贴治疗瘢痕疙瘩、小儿毛细血管瘤、慢性湿疹、神经性皮炎、银屑病、口腔黏膜白斑等效果显著。

原理是利用常用的放射性核素，如锶-90（^{90}Sr）、磷-32（^{32}P），在衰变过程中发出低能量的放射性（β）射线，穿透皮肤对组织细胞进行照射，致使局部细胞发生形态改变和功能改变：微血管的萎缩、闭塞等退行性改变，细胞分裂速度变慢，血管渗透性改变、白细胞增加和吞噬能力增强等。

其能量较低，在组织中的最大穿透距离仅为11毫米，对正常组织细胞不会有影响，所以特别适合数毫米的浅表性皮肤疾病治疗，其安全性和疗效已有很大的保障。

"孙悟空"三打"白骨精"

"孙悟空"拔下两根汗毛——"镓-68和镥-177"，标记相同配体，镓-68（^{68}Ga，半衰期68分钟，β+=89%，Emax=1 899 kev）和镥-177（^{177}Lu，半衰期6.7天，Eβ-=134 keV）；^{68}Ga标记的配体让孙悟空火眼金睛，使白骨精（肿瘤细胞）无处遁形，即 ^{68}Ga标记的配体用于正电子PET/CT显像。

孙悟空的如意金箍棒 ^{177}Lu利用β粒子的直接或间接作用使DNA链断裂，同时利用辐射产生的交叉火力效应，结合其配体的靶向作用，实现精准杀伤白骨精（肿瘤细胞）的目的。

放射性核素 ^{177}Lu可以同时发射β粒子和γ射线，其中β粒子可以用于内照射治疗，γ射线可以用于术后验证显像。

"后裔之箭" ——钇-90树脂微球靶向肝癌

钇-90（ ^{90}Y）微球是通过选择性内放射疗法，栓塞作用轻微，没有化疗的毒性，仅选择性攻击肿瘤。

精准： ^{90}Y微球精准选择性聚集在肿瘤内，"精确制导"。

高效：发射高能量的纯β射线，而β射线在人体组织的平均穿透距离为2.5毫米，一次手术即有机会将不可手术转化为可手术。

个体化：根据肿瘤特征制订个体化的治疗方案。

应对狡猾的神经内分泌肿瘤
——诊疗一体化的秘密武器

2011年著名的苹果公司创始人乔布斯，在患癌8年后去世了。很多人以为他得的是胰腺癌，然后猜想肯定是因为他很有钱，得到了更好的治疗，所以才能活这么久，毕竟胰腺癌的平均生存期还不到1年。其实不是的，乔布斯得的不是胰腺癌，而是胰腺神经内分泌肿瘤，是一类恶性程度远比胰腺癌低的肿瘤。但它却是最狡猾的肿瘤之一，非常容易漏诊和误诊。

大多数恶性肿瘤如肺癌、胃癌、肠癌等发病部位和症状相对好识别；而神经内分泌肿瘤可发生在全身各个部位，以胰腺、直肠、胃、食管等消化道系统高发，占2/3左右；也多见于肺、胸、纵隔，还有甲状腺、肾上腺、垂体等腺体。由于每个患者的肿瘤发生部位不同，所以变化多端、症状不典型，常常造成神经内分泌肿瘤的漏诊、误诊。对此，核医学研发出了一种秘密武器，不但可以诊断它，而且可以治疗它。

功能性神经内分泌肿瘤特点及如何早期发现

神经内分泌肿瘤伴有激素临床症状的称为功能性神经内分泌肿瘤，不伴有激素临床症状的称为无功能性神经内分泌肿瘤。功能性神经内分泌肿瘤可以产生和分泌常见激素，而无功能性神经内分泌肿瘤患者可出现也可不出现激素相关的临床症状。

我国最常见的原发肿瘤部位是胰腺、胃、肺和直肠，分别占总数的33.5%、19.7%、15.2%和12.7%。功能性神经内分泌肿瘤以胰腺神经内分泌肿瘤居多，包括胰岛素瘤、生长抑素瘤、胰高血糖素瘤、胃泌素瘤等。主要表现为肿瘤分泌有生物学活性的激素引起的相关临床症状，如皮肤潮红、出汗、哮喘、腹泻、低血糖、难治性消化道溃疡、糖尿病等。

超灵敏识别神经内分泌肿瘤

90%的神经内分泌肿瘤细胞表面表达"生长抑素受体（SSTR）"。奥曲肽

（Octreotide）可以准确的识别"生长抑素受体"并结合在肿瘤细胞上，生长抑素受体显像技术包括：^{18}F–FDG–PET（FDG显像）；^{99m}Tc–OCT（奥曲肽）–SPECT和^{68}Ga–OCT–PET扫描（SRS），可以判断体内表达生长抑素受体肿瘤细胞的数量和分布范围，还可以评估治疗效果（图2–7）。

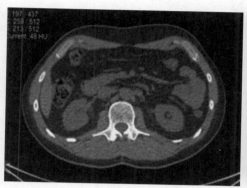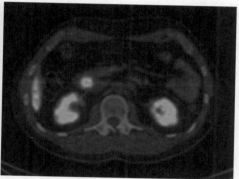

图2–7　^{68}Ga–DOTA–NOC PET/CT显示十二指肠有异常的局灶性示踪剂摄取，SUVmax为5.9

靶向清除神经内分泌肿瘤

肽受体介导的放射性核素治疗（PRRT）巧妙地利用了神经内分泌肿瘤靶向机制，首先将奥曲肽和诊断及治疗性放射性核素相结合，构建成新型诊疗复合药物，注射到患者体内，借助受体–配体的靶向识别作用，捕捉到肿瘤细胞，继而将放射性核素导入肿瘤组织，释放高能量的射线，最终杀灭肿瘤细胞，也可以称之为"分子诊疗一体化"。

PRRT治疗是利用细胞表面的生长抑素受体，受体与配体相结合，当生长抑素类似物搭载上治疗性的放射性同位素，就可以进行PRRT治疗。搭载同位素的生长抑素类似物会与NET神经内分泌细胞表面的受体结合，从而使细胞将放射性同位素吞入细胞内，使用和利用核素发出的α粒子、β粒子的电离辐射生物效应杀伤病变细胞，放射性同位素具有高能射线，可以杀灭肿瘤细胞，抑制肿瘤细胞增殖。同时，由于正常细胞和病变的细胞群体对核素射线的敏感性不同，放射性同位素对正常组织的损伤较轻微。因此，PRRT治疗是NET系统治疗的重要手段之一。

第三章

骨骼疼痛知多少

骨骼疼痛——洞幽察微寻病因

"医生，我这两天后背疼，贴了膏药也不管用，不知道是不是搬东西伤到骨头了，能帮我看看是怎么了吗？"

身体出现不明原因疼痛，是不是由骨骼方面的原因引起的？该怎么检查不明原因的骨痛？……别着急，这些问题我们一个个来揭晓答案。

想知道疼痛是不是由骨骼引起的，我们得先来了解一下什么是骨痛。

骨痛是指单纯由于骨骼组织各种病变而产生的疼痛，可表现为全身或某一处骨骼位置的极度压痛、疼痛或其他不适感（图3-1）。

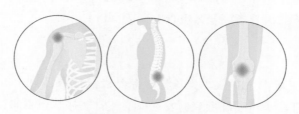

图3-1　骨骼疼痛表现

常见的引发骨痛的原因有哪些？

首先，骨折可以说是引发疼痛感最强烈的一种情况。骨折既可能是由于意外事故造成的，也可能是自行出现这样的问题。值得注意的是，患有骨质疏松症的朋友们也要格外警惕骨折的可能性，毕竟他们的骨骼更为脆弱。然而，作为潜在的不良后果，骨折还可能引发诸如骨骼无法正常愈合的状况。对于那些感觉到自己可能骨折的朋友来说，真心建议您马上到急救中心接受诊治。

其次，骨痛也有可能源于骨关节炎。骨关节炎可发生于身体各处，例如颈椎、腰椎、髋关节及膝关节等，均属于其范围内。

除此之外，原发性恶性骨肿瘤也不容忽视。该疾病种类繁多，包括但不限于软骨肉瘤、脊索瘤、骨肉瘤及尤文肉瘤等。而骨肿瘤所引发的疼痛往往具有特性鲜明的表现，诸如：夜间疼痛加剧（亦被称为"静息痛"），这类疼痛常常表现出深层次且持续性的疼痛。

还有一种情况同样需要关注，那便是恶性肿瘤骨转移。由于恶性肿瘤在中后期阶段常会伴发远处转移，而骨骼作为恶性肿瘤转移的一个常见部位，脊椎自然就成了最容易被威胁的地方。当肿瘤开始转移并侵入骨组织后，将导致患者出现严重的骨骼疼痛。相比于原发性骨肿瘤带来的疼痛，恶性肿瘤骨转移的疼痛位置可能更加广泛，患者年龄普遍偏大。

除了以上提及的几种病因外，血液系统恶性肿瘤也是不容忽视的一点。所谓"血癌"主要是针对白血病的术语表述，而其他如淋巴瘤、骨髓瘤等同样能诱发骨骼疼痛。在部分患者身上，骨痛则成为首个显而易见的病症特征，最常见的发作部位为四肢及肋骨。此类疼痛往往源于癌细胞在骨髓中的堆积。

最后，我们还需对可能因癌症治疗而引发的骨痛问题予以重视。事实上，某些针对癌症的治疗方式与药物可能带来诸多不良反应，骨痛正是其中相当常见的一环。

无论是何种原因导致的骨痛，都建议您去医院查明原因，以便后续进一步治疗。那么不明原因骨痛该怎么检查？核医学科有"奇招"——全身骨显像。

全身骨显像

在核医学领域中，SPECT全身骨显像是极具代表性且不可忽视的重要项目之一。对于那些无法明确探究原发性疾病的骨痛症状患者而言，进行全面的全身骨骼扫描能够有效地协助我们筛选是否存在由恶性肿瘤导致的骨转移可能性病变。

正常人的骨关节显像剂分布对称，肢体显影清晰，关节形态正常。如果显像结果显示局部骨骼显像剂异常聚集或异常减低，均提示存在异常情况的可能，建议结合临床进一步诊疗。

全身骨显像的临床应用

（1）恶性肿瘤骨转移：恶性肿瘤是否出现了骨转移，以及转移的程度与范围对于疾病的分期判定、适宜的诊疗方案选择及最终的预后评估都显得至关重要。及早地确诊并展开相应的治疗手段，能大大提高患者的生活质量。鉴于骨扫描在发现疾病方面具备极高的敏感度和特异性，因此它在搜寻骨转移征象方面能够发挥出特殊的诊断效用，被广泛认为是在临床上进行骨转移早期诊断的首选推荐手段。

（2）隐匿性骨折：对于大多数的骨折情况，我们仅需借助传统的X线影像或者CT扫描就能成功确诊。但对于隐匿性骨折，这些常规的检查方式往往较为困难，无法准确地揭示出骨折线的位置。并且这类骨折患者的临床症状表现常常缺乏明确指向，这让诊断工作面临极大挑战。在此背景下，核医学领域所提供的全身骨显像技术发挥了重要作用。通过将特殊的显影剂注入人体内，获得整个骨骼结构的影像学资料，这样便能够观察到显像剂在那些部位的聚集情况，从而判断出那些成骨细胞特别活跃的地带。当骨折刚刚形成时，局部血液循环会明显增强，同时活跃的成骨细胞也会导致显像剂的大量聚集，从而表现出骨骼的代谢活动改变。在这种情况下，骨折的图像特征就如同显像剂在病变区域的汇聚现象，通常沿着骨折线的方向呈现出带状分布。例如，肋骨骨折多数会产生粒子状显像剂的簇拥显现；而如果多个肋骨部位均发生骨折，那么原本单个点状的显像剂聚集形态就会转变为线状排列。同样，椎体的压缩性骨折通常表现为显像剂呈水平走向的条带状聚集状态。

恶性原发性骨肿瘤

典型的恶性原发性骨肿瘤一般无须借助X线检查就能得到较为准确的判断。然而，真实世界中的恶性原发性骨肿瘤在临床表现上存在着极大的差异性，单凭X线诊断的敏感性难免不足以满足精准早诊的需要。核医学全身骨显像技术恰恰能在第一时间探查到恶性原发性骨肿瘤及其可能的骨转移病灶。利用骨扫描技术，我们可以捕捉到骨骼代谢的异常迹象，从而帮助我们更直观、更准确地观测和评估原发性骨肿瘤的病损范围和治疗效果。相较于其他影像检查方式，其灵敏度更高，临床价值无可替代。正因为如此，对于疑似患有恶性原发性骨肿瘤的患者，我们强烈推荐进行有目的地实施核医学检查，这有助于进一步提高肿瘤的早期确诊率。

典型的恶性原发性骨肿瘤一般可根据X线检查结果作出准确诊断。但是恶性原发性骨肿瘤的临床表现差异较大，X线诊断的敏感性较低，因此仅靠X线检测无法满足早期诊断需求。

核医学全身骨显像能够尽早发现恶性原发性骨肿瘤及其骨转移病灶，应用骨扫描可以发现骨代谢的异常，帮助观察和判断原发性骨肿瘤的病变范围和疗效。其灵敏度高于其他影像检查，有很大的临床价值。由于骨肿瘤患者的全身骨显像能早期且准确地发现骨原发灶及骨转移灶，故对临床治疗指导、疗效观察和判断预后具有十分重要的意义。因此，对于怀疑恶性原发性骨肿瘤的患者，建议有针对性地进行核医学检查，提高肿瘤的早期诊断率。

全身骨显像的显像流程

最常用的骨扫描示踪剂为 ^{99m}Tc–二磷酸盐（^{99m}Tc–MDP），它能被骨骼迅速摄取，在血液中的清除率快。静脉注入示踪剂 3 小时后，通过 SPECT 进行扫描成像。患者平躺于检查床上并放松；平躺时患者四肢和躯干应尽量保持对称。常规采集前后位和后前位。也可以根据诊断需要及患者病情采用其他特殊体位。

全身骨显像检查的注意事项

（1）禁止佩戴金属饰物如金属皮带扣、钥匙、硬币等，否则会导致图像失真，影响图像效果。

（2）注射显像剂后，患者要多喝水、多排尿，加快显像剂排泄，以利于区分病灶。检查前需再进行一次排尿，排空膀胱有利于盆骨部位的检查。

（3）注射显像剂到进行检查期间，患者不能随意走动，因为走动会增加肌肉代谢，影响检查的准确性。

（4）扫描过程中患者不要移动身体。

（5）如果疼痛严重无法平躺，需要提前使用药物止痛或对症处理。

（6）检查后 24 小时内尽量避免与孕妇和婴幼儿长时间接触。

（7）孕妇禁忌使用。

相较于其他影像检查，全身骨显像检查骨痛有哪些优点？

（1）灵敏度、准确性高：SPECT 同时反映骨骼的形态和病变代谢情况，在早期就能发现病变，较为灵敏。

（2）全身显像：一次扫描就可以得到全身骨骼成像，观察范围大，有助于病情分析，能有效地防止漏诊。

（3）简便安全：该检查不需要特殊准备，也无须患者禁食，有心脏起搏器或心脏支架的患者均可进行安全检查。

良性骨病的侦察兵——骨显像

一位中年女性推着坐在轮椅上的老太太来到诊室，说："我妈妈浑身骨头疼，好几年了，前段时间不小心跌了一跤，还把腿摔骨折了，骨科医生推荐来做个骨显像，请问骨显像是什么检查？"

核医学骨病 "侦察兵"

核医学科有一种为骨骼扫描量身定制的技术——全身骨显像，是为骨骼扫描量身打造、专属于它的全套服务。由于其独特性和精准性，亦被尊称为"骨扫描"。在众多的良性骨病诊断与治疗过程中，全身骨显像起着举足轻重的作用。

骨显像是通过静脉注射放射性核素骨显像剂 ^{99m}Tc-MDP，之后显像剂可被骨骼中的羟基磷灰石吸附，参与骨盐代谢。当骨骼因各种原因发生病变后，病变局部骨盐代谢增加，可以探查到放射性聚集灶，对全身病变部位骨骼准确定位诊断。

良性骨病是引起骨痛最常见的原因

良性骨病主要是指人体的骨骼系统发生轻度的病变，并且此类病变的恶性程度普遍较低。举例来说，这些可能涉及代谢性骨病、各类骨关节疾病、骨组织血液供应不足引发的病变、骨部细菌或真菌引起感染的疾病及由于外伤导致的骨伤等多方面。

1. 代谢性骨病

代谢性骨病是指一组以骨代谢异常为主要表现的疾病，涵盖了原发性或者继发性甲状旁腺功能亢进症、骨质疏松症、骨质软化症、畸形性骨炎（即Paget病）及肾性营养不良综合征等。

首先，骨质疏松症是一种常见的代谢性骨病，好发于中老年人群体，尤其是女性绝经之后更为突出。据美国国立卫生研究院（NIH）对骨质疏松症的权威定义来看，它是一种以骨强度降低、骨折风险上升为特有的骨骼系统病变。骨密度检测乃是诊断骨质疏松症的关键量化标准。一般来说，在 30 ～ 40 岁达到骨量高峰期时，人体的骨密度数值应为 0.699 ± 0.06；然后开始以每年 1.2% 的速率逐步流失，诸如在 50 ～ 55 岁，骨密度会降至 0.616 ± 0.09；而到了 61 ～ 65 岁，则为 0.516 ± 0.07；65 岁以上的人群，骨密度数值减少至 0.476 ± 0.06，骨性损失率高达 31.9%。撕心裂肺的骨折事故无疑是骨质疏松疾病的严重后果。同时，全身骨显像检查既可以有效地找出骨折病灶，也更能准确作出骨痛病因的解释。需要注意的是，骨显像检查时通常可见椎体发生退行性改变，而且半数患者会伴有关节炎症。此外，这类疾病在轻伤或者无伤的情况下极易引发骨折，而且往往能够探测出 X 线无法检测到的或者可疑的骨折现象，特别提醒大家关注其中椎体压缩性骨折的病患，这类患者的显像是局部获得的显像剂摄取增高影表现为长条形状。

其次，甲状旁腺功能亢进症是引起代谢性骨病的另一个常见原因。这种疾病主要由于单发甲状旁腺良性腺瘤引发，少数情况下可能由于良性增生或多发腺瘤引起。在全身体检中，甲状旁腺功能亢进症呈现的典型骨显像影像学表现包括：① "黑颅" ——颅骨和上下颌骨出现放射性摄入浓度增加；② 长骨骨皮质相对放射性摄取增加；③ 中轴骨放射性摄取增加，显影清晰；④ 肋骨和肋软骨交界处出现明显放射性摄取增加，形成 "串珠" 状现象；⑤ 肾影较淡或不可见（图 3-2）。

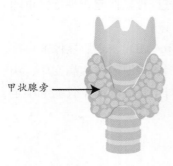

甲状腺旁

图 3-2　甲状旁腺

此外，肾性骨病，实质上是由于慢性肾功能衰竭时期钙质、磷酸盐及维生素 D 代谢紊乱，进而引发甲状腺旁分泌功能亢进，导致持续性酸碱失衡等诸多因素共同作用诱发的一种骨性病症。多发于儿童患者、先天肾畸形患者及进展迟缓型肾脏疾病患者等群体。在骨显像检查中，可见颅骨、胸骨、下颌骨、肋骨、脊椎、四肢长骨髓等部位的显像剂摄取都会明显增多，典型肾性骨病患者的骨显像与甲状旁腺功能亢进症相似：① 四肢长骨显影明显；② 肾显影很淡或不显影；③ 胸骨显影明显，表现为 "领带征"；④ 中轴骨显影明显；⑤ 关节周围显影明显。

还有一种较少见的代谢性骨病叫畸形性骨炎（又名 Paget 病）。与其他骨代谢异常疾病的不同在于，此病是一种通过骨显像检测观察得出的骨骼代谢的慢性进展性局灶性异常状态。分布状态常常表现为广泛性骨受累，常见累及部位包括骨盆、胸椎、腰椎、颅骨、颌骨等，有时甚至可见到骨骼发生变形现象。

2. 骨关节疾病

骨关节疾病是关节损伤累及到骨骼的关节病，常有关节软骨磨损、关节间隙变窄、软骨下骨质硬化、关节边缘骨赘形成、骨坏死等改变。骨关节病包括类风湿关节炎、退行性关节炎和风湿性关节炎等。

（1）类风湿关节炎：类风湿关节炎一种致残性自身免疫病，主要累及周围关节，以慢性破坏性多关节炎为主，多见于中年妇女。治疗不及时可造成滑膜、软骨及骨破坏，导致畸形和功能丧失。骨显像诊断骨关节病变可发现无临床症状的隐匿病灶。

骨显像判断：骨关节各大小关节部位出现局部异常放射性浓聚灶，提示该关节区软骨和（或）骨病变。

（2）退行性关节炎：退变性关节炎是一种常见的慢性关节疾病，其主要特点是关节软骨的损伤和退变。核医学骨显像是一种常用于退变性关节炎诊断的影像学方法之一。核医学骨显像对于早期退变性关节炎的诊断有一定的敏感度和特异性。它可以显示关节周围骨质增生、关节间隙狭窄、骨表面的骨膜增厚，以及关节囊和滑膜改变等。

（3）风湿性关节炎：风湿性关节炎（RA）是一种慢性、破坏性的自身免疫病，主要特点是关节的对称性炎症和滑膜增厚。

核医学显像在风湿性关节炎的诊断和评估中具有一定的应用价值。随着疾病的进展，放射性在破坏骨组织处的局部积聚，并显示出关节畸形的分布和严重程度。骨性关节图像的颜色变深说明骨性关节已出现损伤，图像颜色变深程度不同说明了关节损伤、破坏的程度不同。

需要注意的是，全身骨显像是一种间接的影像学方法，不能直接观察到关节软骨的损伤。因此，在风湿性关节炎的诊断中，通常还需要结合其他影像学方法（如CT、磁共振成像等）、患者临床症状和血液学检查结果来综合评估病情。

全身骨显像的优势在哪里？

放射性核素全身骨显像经过一次显像，可同时发现全身不同部位的多发病灶，采用SPECT/CT图像融合的方法，将SPECT的功能特异性和CT的解剖特异性结合起来，可以明显提高骨关节病变的诊断准确性。

骨转移瘤的探照灯——多模态显像

一位男性患者，一个月前突然出现颈腰疼痛，左手发麻。起初以为是长期伏案工作导致的颈椎病和腰痛。然而随着时间推移，疼痛症状加重，而且人也瘦了不少。去医院先做了核磁共振检查，诊断为脊柱多发骨质破坏（骨转移可能），又来到核医学科做进一步检查。那么，面对可疑骨转移，核医学科有哪些应对措施？

恶性肿瘤的骨转移

恶性肿瘤中晚期常并发远处转移，骨骼是恶性肿瘤转移的常见部位，仅次于肺和肝脏，部分患者以骨转移作为首发表现形式。早期骨转移没有什么明显的症状，且约有10%的骨转移无法查明原发灶。因此，患者骨转移瘤的影像诊断对肿瘤的分期、治疗和预后具有极其重要的作用。

哪些肿瘤容易发生骨转移？

任何恶性肿瘤都可以发生骨转移，常见于乳腺癌、肺癌、前列腺癌、甲状腺癌、宫颈癌等。而在骨转移中，脊柱是常见的转移部位。

什么是多模态显像？

多模态显像是将核医学显像技术和其他影像技术相结合，如磁共振成像（MRI）和计算机断层扫描（CT），以实现更准确、更全面的疾病评估。多模态显像在恶性骨转移瘤的早期诊断、临床分期、辅助治疗决策制订及治疗后随访评价中具有很大的优势。多模态显像主要包括SPECT/CT、PET/CT和PET/MR等手段（图3-3）。

1. 单光子发射断层及X线计算机断层成像系统（SPECT/CT）

SPECT/CT是将亲骨性的显像剂（^{99m}Tc-MDP）由静脉注入体内，借助化学吸附于羟基磷灰石晶体的表面，显像剂会在骨转移部位浓聚，随后进行全身

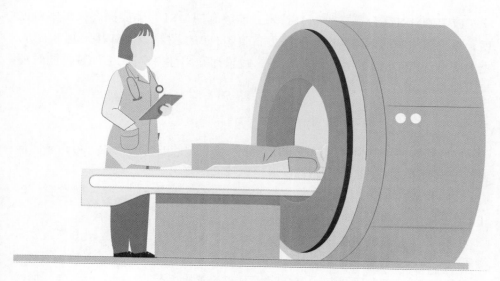

图3-3 多模态显像

成像的一种技术。通过电光子发射型计算机进行断层扫描，观察骨骼内显像变化，从而实现对肿瘤骨转移的诊断。

SPECT/CT不仅能清晰显示局部解剖结构信息，体现全身骨骼的形态学改变，而且还能反映各个局部骨骼的血液供应和代谢水平的变化。SPECT/CT融合了CT断层解剖技术与SPECT功能特异度，提供准确、全面的影像信息。

2. 正电子发射断层扫描/计算机断层成像（PET/CT）

PET/CT主要用于肿瘤的代谢显像，用于寻找是否有肿瘤疾病、肿瘤的大小范围、是否有邻近器官的浸润、是否有远处的转移灶。PET/CT一次性检查可以检查全身各个系统。PET/CT图像，恶性肿瘤区域有明显的代谢增高，通常表现为放射性异常浓聚区，与周围正常组织形成明显的对比。PET/CT不仅可以看到肿瘤细胞的异常增殖和活性代谢情况，还可以看到肿瘤组织的坏死、新生血管形成等情况，有助于观察肿瘤的代谢活性和形态结构变化。

PET/CT常见显像剂：^{18}F-FDG、^{18}F-NaF、^{18}F-PSMA等，其中^{18}F-FDG是目前最常用的PET肿瘤显像剂。

3. 正电子发射断层扫描/磁共振成像（PET/MR）

PET/MR是一种将磁成像的解剖学优势与从PET获得的信息相结合的技

术。PET和MRI联合是一种新兴技术，能够利用MRI的优势提高软组织对比度，减少图像中的运动伪影，获得更高质量的PET图像。且MRI无电离辐射，更为安全。PET/MR的骨转移检出率、敏感性和阳性率高于PET/CT，同时还可以检查出PET/CT认为的阴性骨转移。

多模态显像检查注意事项

（1）检查使用的显像剂即产即用，必须按照预约的时间到达，否则显像剂发生了衰变不能如期检查。而且还需要自行承担费用。

（2）检查前24小时避免剧烈运动且清淡饮食；检查前4～6小时空腹，禁止饮用饮料，尤其是咖啡、奶茶、茶水等。

（3）禁止佩戴金属饰物如金属皮带扣、手表、项链、钥匙、硬币等，放射线遇到金属后会导致图像失真，影响图像效果。

（4）注射显像剂到进行检查期间，患者不能随意走动，因为走动会增加代谢，影响检查的准确性。

（5）注射显像剂后，患者要多喝水多排尿，将多余的显像剂排泄出去，有利于区分病灶。检查前需再进行一次排尿，排空膀胱有利于骨盆部位的检查。

（6）PET/CT检查完成后，患者要尽量多饮水、多排尿，以减少显像剂的辐射作用。

（7）如果疼痛严重无法平躺，需要提前使用药物止痛或对症处理。

（8）孕妇禁忌使用。

（9）特别注意：糖尿病患者检查前禁止注射葡萄糖，检查当日禁服降糖药和注射胰岛素，保持空腹血糖小于11.1 mmol/L，如需用药，至少提前一天和医生沟通解决方案。

多模态显像的优点

（1）辐射剂量小、操作方便；

（2）灵敏度、特异性、准确性高；

（3）早期诊断可以反映早期一些未发生组织形态学改变而CT、MRI等检查手段无法明确诊断的病灶；

（4）全身成像，完成一次扫描即可得到全身骨骼的情况；

（5）安全、简便。

如果患者有恶性肿瘤病史，但并没有出现骨骼疼痛的相关症状，是否也需要做核医学相关检查？

出现骨骼疼痛的恶性肿瘤患者，大家都能想到做核医学相关检查来检测是否出现骨转移。然而没有骨痛的肿瘤患者也需要进行多模态检查，因为有19%～34%的患者发生骨转移时并没有疼痛症状。因此建议患者发现原发肿瘤时，尽早做核医学相关检查。

骨质疏松症诊断金标准
——双能骨密度仪

一名60岁的女性发生了胸椎骨折，半年后又发生了第4腰椎骨折。就诊后医生给出的诊断是绝经后骨质疏松症。老年人要如何检测自己是不是出现了骨质疏松？需要进行哪方面检查呢？

很多人都觉得骨质疏松就是人体正常衰老的结果，只需要多喝点儿牛奶，吃点儿钙片补钙就可行了，不会有什么严重影响。但是在我国，骨质疏松症是三大重点攻克的老年性疾病。骨质疏松症的危害并不比心脑血管病低，需要老年人多加关注。

什么是骨质疏松症？

骨质疏松症是指骨量减少，骨小梁构造变得稀疏，骨纤维结构也呈现出逐渐退变趋势的一种全身性的骨骼疾病。而其显著特征在于出现骨骼变轻、变脆弱以及丧失原有的骨骼强度等现象，使得骨折风险倍增，极易在日常生活活动中发生骨折状况。此病症易发人群多为老年人及绝经后女性，因此，常被誉为"无声杀手"，并且还有逐步年轻化的倾向。根据相关数据显示，我国60周岁及以上老年人患上骨质疏松症的比例达到了惊人的40%～50%，其中尤以女性居多。骨质疏松症已然跃身成为中老年人群的主要健康问题之一。在此背景之下，及早进行筛查、诊断及治疗显得至关重要（图3-4）。

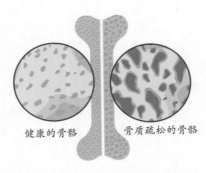

健康的骨骼　　骨质疏松的骨骼

图3-4　健康与骨质疏松的骨骼对比

影响骨质疏松的因素有哪些?

（1）年龄因素：随着年龄的增长，骨骼的转换机制逐渐减弱，使得成骨细胞的活跃度降低，而破骨细胞的活跃度则相对提高，这种现象最终导致了骨密度的不断降低，诱发骨质疏松发生。

（2）营养不良：长期过度地限制饮食或是患有进食障碍的人群，往往难以摄入足够的钙质和维生素D，这将增加患上骨质疏松症的风险。

（3）不良生活习惯：吸烟和饮酒是2种对身体健康危害极大的行为方式，它们会在不同程度上加速体内骨质的流失速度，从而对骨骼的生成产生负面效应，继而引发骨质疏松问题。

（4）激素失衡：女性在绝经之后，由于雌激素水平的急剧下滑，会导致骨密度迅速降低，最终引发骨质疏松症状。

（5）药物作用：某些种类的药物，特别是激素类药物及抗癫痫药等，如果长期大量使用，也可能引起机体骨代谢功能紊乱，进而导致骨质疏松问题。

（6）其他疾病：许多种疾病都有可能引发破骨细胞活性增强，成骨细胞的活跃度受到严重抑制，使得骨骼质量明显不足，从而诱发骨质疏松症的出现。这类疾病主要包括糖尿病、类风湿关节炎、结缔组织病变、慢性肠道炎症、内分泌失调等。

骨质疏松症诊断金标准

在众多医学手段中，以骨密度检测为代表的早期确诊骨质疏松症已经得到了广泛认可和应用，而其中最具精准性的双能X线骨密度测量仪（DXA）是被世界卫生组织认定的当前骨质疏松症诊断的"金标准"。那么究竟何谓双能X线骨密度测量仪呢?

双能X线骨密度测量仪是现今研判个体骨密度水平、明确骨质疏松症的确诊依据、评估骨骼治疗效果及预警骨折风险的主要医疗设备，其核心功能在于借助X线穿透人体组织后的不同程度电磁吸收变化来精准测出多个关键部位的骨骼密度数值。值得一提的是，这种仪器具备极高的精度优势，同时扫描耗费的时间也极为短暂，生成的分析结果更是准确无误（图3-5）。

哪些人建议进行骨密度测定呢?

（1）年龄大于65岁的女性和年龄大于70岁的男性，无论是否有其他骨质

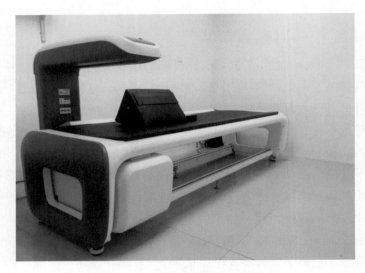

图3-5　双能X线骨密度测量仪

疏松危险因素；

（2）年龄小于65岁的女性和年龄小于70岁的男性，存在一个或多个骨质疏松危险因素；

（3）有脆性骨折史和（或）脆性骨折家族史的成年男性、女性；

（4）性激素水平低下的成年男性、女性；

（5）X线摄片已有骨质疏松改变者；

（6）接受骨质疏松治疗、进行疗效监测者；

（7）国际骨质疏松症基金会骨质疏松症风险一分钟测试题回答结果为阳性者；

（8）亚洲人骨质疏松自我筛查工具≤-1者（仅适用于绝经后女性）。

哪些人群不建议做骨密度测试呢？

（1）妊娠期妇女；

（2）严重肥胖者；

（3）体型严重畸形不能平卧者；

（4）近一周做过消化道吞钡（或碘）检查及其他各种碘造影者。

双能X线骨密度仪的检查流程（图3-6）

（1）检测前做好仪器检查工作；

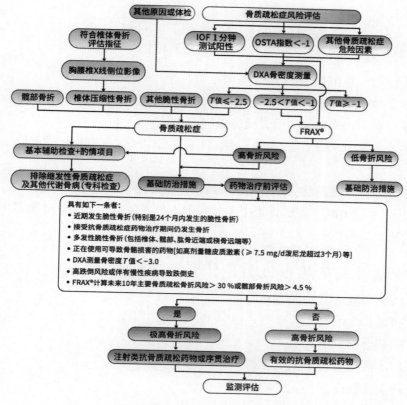

图3-6 骨质疏松症诊疗流程

（图片来源：《原发性骨质疏松症诊疗指南（2022）》）

（2）检查时患者脱去不必要的相关衣物并摘掉随身携带的金属物品，以免影响检查结果；

（3）患者平躺在扫描床上，双腿抬高并放置在塑料块上；

（4）以标准模式从头侧向足侧运动并进行扫描；

（5）对患者正位腰椎 $L_1 \sim L_4$ 及左股骨近端骨密度进行测定。

骨密度的测量结果要怎么解读呢？

双能X线骨密度测量仪利用骨骼和软组织对X线吸收不同的特性，获得高低两种不同能量下的数据，进而通过软件计算出骨密度。双能X线骨密度的结果用T值和Z值表示。T值代表相对于同种族、同性别正常青年人正常参考数据库的计算结果，Z值代表相对于同种族、同性别同龄人正常参考数据库的计算值。

1. 绝经后女性、50岁及以上男性，T值更具有临床判定意义。

（1）T值＞−1.0时，提示骨量正常；

（2）1＜T值＜−2.5时，提示骨量减少；

（3）T值≤−2.5时，提示骨质疏松。

2. 儿童、绝经前女性和50岁以下男性，Z值更具有临床判定意义。

（1）Z＞−2.0时，表示骨密度在同龄人范围之内；

（2）Z≤−2.0时，表示骨密度不如同龄人，要结合实际情况才能判断是否为骨质疏松。

双能X线骨密度检查优势是什么？

（1）扫描范围广，测量精度高；

（2）操作简单；

（3）辐射剂量小；

（4）不需要患者改变体位；

（5）安全性高；

（6）检查价格低廉；

（7）可预测早期诊断骨质疏松和骨折危险度；

（8）可测量代谢性骨病的骨量从而制订安全最佳的治疗方案。

骨密度检查辐射影响大吗？

双能X线骨密度仪辐射剂量为5 ～ 10 μSv，仅相当于一张胸片剂量的1/30，远远低于CT检查的剂量（1%），所以其射线量是非常低的。

双能X射线骨密度仪还有哪些临床应用？

（1）测定体脂诊断肥胖：与传统的BMI测量法相比，DXA诊断法不仅能够对体内脂肪含量进行定量诊断，还可以显示患者体内脂肪的异常分布。

（2）评价椎体骨折：DAX对中重度骨折敏感性和准确性较高，但对轻度椎体骨折的评估不如X线。

骨肌相连——肌少症诊断有利器

老年人摔倒的一个重要原因就是"肌少症",又称肌肉减少症,那什么是"肌少症",它又有什么危害呢?

肌少症是一种以骨骼肌质量和力量损失为特征的,与年龄相关的肌肉退行性萎缩性疾病,也被定义为老年综合征。肌少症会增加跌倒、骨折、失能、残疾、感染及死亡等风险(图3-7)。

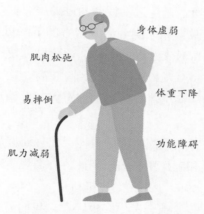

身体虚弱

肌肉松弛

易摔倒

体重下降

肌力减弱

功能障碍

图3-7　肌少症临床表现

什么年龄的人容易发生肌少症?

肌少症好发于老年人,但是青年人同样有发病的可能。50岁后人体肌肉质量开始下降,其中绝经后女性的肌肉质量和力量会加速丧失。60岁以上人群的患病率为10%~27%,而65岁及以上女性肌少症的患病率高于男性。

导致肌少症的因素有哪些?

肌少症的发生与性别、年龄、营养摄入、BMI(身体质量指数)、炎症、激素水平、糖尿病、肿瘤等多种因素相关。以下是一些具体的影响因素和预防措施。

（1）性别：女性在绝经后患肌少症的风险较高。这可能与女性在绝经后雌激素水平下降有关。因此，女性更加需要注意补充蛋白质和其他营养物质。

（2）年龄：随着年龄的增长，肌肉质量和功能逐渐下降。这可能与衰老有关。因此，老年人需要更加注意锻炼身体和保持营养摄入。

（3）营养摄入：蛋白质摄入不足是导致肌少症的重要原因之一。此外，维生素D和锌等营养物质的缺乏也可能影响肌肉的生长和功能。因此，我们需要注意饮食的均衡和多样化，保证摄入足够的蛋白质、维生素D和锌等营养物质。

（4）BMI：身体质量指数过高或过低都可能增加肌少症的风险。因此，我们需要保持适当的体重，避免过重或过轻。

（5）炎症：长期的炎症反应可能导致肌肉质量和功能的下降。因此，我们需要注意保持身体的健康，避免过度疲劳和过大压力。

（6）激素水平：雌激素和睾酮等激素水平的下降可能导致肌少症的发生。因此，我们需要注意保持激素水平的平衡，避免过度使用激素类药物。

（7）糖尿病：糖尿病患者患肌少症的风险较高。这可能与糖尿病患者的代谢异常有关。因此，糖尿病患者需要更加注意控制血糖水平，并注意补充营养物质。

（8）肿瘤：肿瘤患者在治疗过程中可能会出现肌肉质量和功能的下降。这可能与肿瘤的治疗方法和副作用有关。因此，肿瘤患者需要更加注意锻炼身体和保持营养摄入。

总之，预防肌少症需要综合考虑多种因素。我们需要注意饮食的均衡和多样化，保证摄入足够的蛋白质、维生素D和锌等营养物质。同时，我们需要维持适当的体重，避免过度疲劳和过大压力。如果已经患有肌少症，我们需要及时就医并接受专业的治疗。

肌少症与骨质疏松之间的关系

骨质疏松症与肌少症自始至终紧密相连。

（1）两者关系尤为密切，主要是因为肌肉与骨骼之间存在着相互影响的复杂机制。肌肉与骨骼的发育和代谢受到众多共通的遗传分子信号网络和生物化学途径调节，这些因素的互相作用使得老年群体更易于罹患这2种疾病。

（2）肌肉质量的减少同样能够诱发及加剧骨质疏松症的发生发展过程；然而，骨骼强度的减弱也伴随肌肉萎缩及其功能退化等连锁反应。

（3）无论是肌少症还是骨质疏松症，都可能表现出行动能力受限的病症。譬如说，已经诊断为肌少症的老年人很可能面临更高的摔倒和骨折风险，而对于广大老年群体来说，骨折也无疑可以看作是肌少症和骨质疏松症共同作用下产生的严重后果之一。

如何初步自查是否患有肌少症呢？

（1）在与人初次交往中，握手时候的力度较之往常有所减弱；

（2）行走于道路中央横穿马路之时，要耗费更多的时间并且行走起来更加艰辛艰难；

（3）在上下楼梯过程中的支撑依赖于扶手的协助，已无法自如地完成动作；

（4）手臂、前臂部位肌肉已经开始出现松弛疲惫之态；

（5）小腿肚的围度相较过去表现出显著的减小趋势；

（6）手掌虎口处、太阳穴处及锁骨之上的凹陷日益明显，不再具有过去的丰盈饱满状态。

肌少症的诊断方法有哪些？

步行速度、握力测试及肌肉质量评估是对肌少症进行评估的3项关键性环节。其中，肌肉质量的降低是肌少症最核心的要素之一，而影像学检查则能够为我们呈现更为精准且明了的诊断结果。影像学在此类疾病的诊断过程中所发挥出的作用主要是通过肌量的确定来实现的，这其中涵盖了诸如超声波技术、计算机断层扫描（CT）、磁共振成像（MRI）及双能X线骨密度测量仪（DXA）等多种检查方式。值得一提的是，作为临床应用领域中最为广泛的影像方法之一，同时也是唯一真正获得认可并制订有公认临界值的肌少症的诊断技术，双能X线吸收仪的重要性不容忽视。

相较之下，CT检查则是基于X线束的衰减特性，针对不同组织类型进行辨识与区分，进而提供关于肌肉含量及组成成分等方面的详细信息。MRI同样作为一种具备高度分辨率优势的影像学技术，其特点在于能够清晰地区分各种不同的组织类型，尤其是在肌间脂肪组织方面，它能够通过评估脂肪渗入肌肉的程度，从而为我们提供关于肌肉数量的准确数据。至于超声检查，因其简便易行并且不受患者处于卧床状态或运动能力受限等人为因素干扰，因而成为检测肌肉含量的首选手段。该方法通过测量脂肪渗入及间质纤维化的深度，来间接判断肌肉质量的情况（图3-8）。

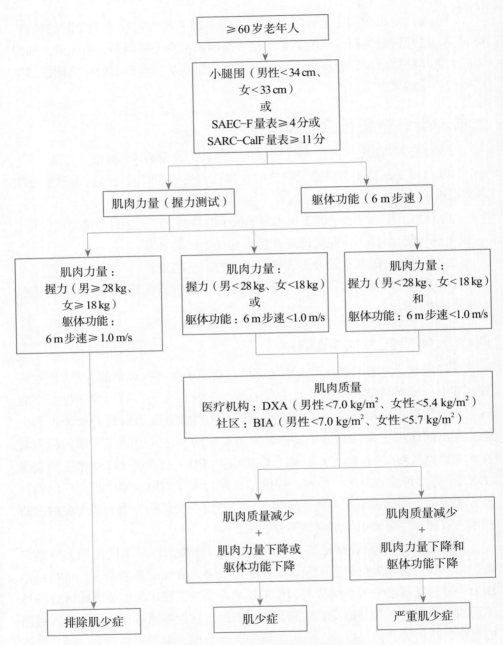

图 3-8　老年人肌少症诊断标准流程

（图片来源：《老年人肌少症防控干预中国专家共识（2023）》）

双能X线骨密度测量仪检查肌少症的原理是什么？

双能X线骨密度测量仪（DXA）不仅可以测量骨密度，还可以用来评估人体成分，是一种常用的筛查和诊断肌肉质量的影像学手段，是测量肌肉质量的金标准。具有放射暴露量低、清晰区分不同组织成分等优点，是CT、MRI理想的替代工具。DXA采用的双能量发射方式，根据X线穿过人体不同密度和厚度的组织衰减量不同的原理，评估和量化体内脂肪质量、肌肉量和骨矿物质含量。

双能X线骨密度测量仪检查指标都有什么？

DXA测量的主要指标包括四肢肌量、躯干肌量、全身肌量、中心脂肪量等。常用的测量参数包括骨骼肌量指数（SMI；即骨骼肌面积/身高平方）、四肢瘦体质量（ALBM）、四肢肌量指数（ASM；即肢体肌量/身高平方）等。

双能X线骨密度测量仪的检查参数有哪些？

DXA具有国际共识的诊断阈值，四肢骨骼肌肉量（ASM）是目前评估肌少症最常用的指标之一，ASM指数为诊断肌肉质量减少的主要参数，其中男女诊断肌量指数的临界值分别定为 7.0 kg/m^2 和 5.4 kg/m^2。

哪些人群不建议做肌少症检查呢？

（1）妊娠期妇女；

（2）严重肥胖者；

（3）体型严重畸形不能平卧者；

（4）近一周做过消化道吞钡（或碘）检查及其他各种造影检查者；

（5）体内存在大量腹水或严重水肿的患者。

相比于CT和磁共振检查，双能X线骨密度测量仪具有哪些优点呢？

DXA检测操作简单、成本较低、全身扫描辐射剂量低、检查时间短（全身扫描一般不超过20分钟）。因此，DXA是较为安全的选择，临床使用范围较为广泛。

如何预防和治疗肌少症和骨质疏松症？

要预防肌少症和骨质疏松症，首先应从生活习惯方面入手。保持良好的饮食习惯，摄入足够的蛋白质、钙和维生素D等营养物质，以助于骨骼和肌肉的生长和修复。同时，适度进行体育锻炼，增强肌肉和骨骼的强度，也是预防的关键。另外，应戒烟限酒，减少盐分摄入，避免过度饮用咖啡和碳酸饮料。

在出现肌少症和骨质疏松症症状后，及时治疗也至关重要。治疗手段包括药物治疗、物理治疗和生活方式调整等。如采用抗骨质疏松药物，刺激骨骼生长，降低骨折风险；或者通过物理治疗，增加肌肉力量和灵活性，缓解相关疼痛症状。此外，饮食上也要注意调整，适当增加蛋白质、钙和维生素D等营养物质的摄入，以及避免过度劳累，保持充足的休息和睡眠。

治疗顽固性骨痛——三大撒手锏

一名老年女性患者前来就诊，说："大夫，我腰背疼痛有半年了，刚开始就只是一阵一阵地疼，但是这一个月越来越疼，晚上也疼得睡不着觉，这是怎么了？"经过影像学检查，这名女性是肿瘤骨转移导致的疼痛。肿瘤骨转移的疼痛是怎么来的？有没有什么方法能缓解骨转移痛呢？

骨转移瘤是肿瘤患者常见的并发症之一，顽固性的骨痛便是此类患者最鲜明的生理特征，几乎每位患者都深受其害。脊柱、骨盆、股骨及肱骨近端均为生物活性极高的区域，恶性肿瘤在此处有着较高的发病率，肿瘤细胞的无节制增长带来了骨膜的持续过分牵引，骨骼结构损害，从而引发炎症反应。更为严重的是，肿瘤细胞还会分泌一系列令患者感到痛苦的化学物质，例如前列腺素等。种种因素加在一起，使得患者难以忍受的顽固性骨痛的症状难以得到缓解（图3-9）。

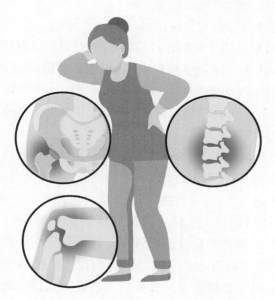

图3-9　顽固性骨痛临床表现

然而，除了以上诸多原因外，还有一种疾病能够引起患者的顽固性骨痛，那就是骨关节炎。由于病况的严重性，它直接威胁到了患者的幸福感。随着核医学研究的飞速发展，众多新型核素药物应运而生，为广大遭受顽固性骨痛折磨的患者铺就了一条新的康复之路。核素治疗是一种有效治疗顽固性骨痛的方法，其主要原理是利用核素在骨转移部位浓聚，达到缓解疼痛、改善生活质量的效果。常用的核素药物包括锶-89、钐-153、镥-177、镭-223等。

　　其中，锶-89是治疗骨转移瘤最常用的核素药物之一。它能够有效地减少肿瘤的生长，缓解骨转移患者的骨痛，同时还能延长患者的生存期。钐-153则具有更长的半衰期，能够在体内持续释放能量，起到持久镇痛的效果。镥-177被用于治疗前列腺癌骨转移引起的疼痛。镭-223被广泛用于治疗多发性骨髓瘤引起的疼痛。

　　核素治疗能够缓解患者的疼痛，改善生活质量，延长患者的生存期。总之，核素治疗是一种有效治疗顽固性骨痛的方法，能够为患者提供更多的治疗选择。患者需要在医生的指导下选择合适的治疗方案，并注意治疗中的不良反应，以达到最佳的治疗效果。

一. 放射性核素治疗

　　常见的用于骨转移治疗的放射性核素：

　　（1）镭的放射性同位素（^{223}Ra）

　　^{223}Ra是首个被批准用于缓解骨转移疼痛的放射性药物，能够模拟钙元素，沉积于人体骨骼病灶处，同时其所释出的α射线亦能精确瞄准肿瘤细胞，从而诱发细胞凋亡，达到控制骨转移的临床疗效。^{223}Ra可持续作用时间为11天左右，随后慢慢减弱。^{223}Ra在其他部位的吸收量非常少，主要以排泄物的形式经由肠道排出体外。

　　（2）钐的放射性同位素（^{153}Sm）

　　^{153}Sm主要发射β和γ射线，^{153}Sm能够在肿瘤细胞周围聚集，有效缓解患者的骨痛症状。^{153}Sm-EDTMP是主要的应用形式，该药物自注射之后的1～4周内开始起效，实际效果能够维持长达2～17周。尽管^{153}Sm-EDTMP具有良好的亲骨效应及亲瘤效果，然而必须引起重视的是，它同样会对周边人群产生辐射影响，这就要求我们在使用过程中务必做好相应的防护措施。^{153}Sm的半衰期较短，患者应当在短时间内完成治疗，以免影响治疗效果。

（3）锶的放射性同位素（^{89}Sr）

作为一种重要的β射线放射性核素，^{89}Sr的生物性质与钙元素相类似，其主要应用形式为^{89}SrCl。这种药物通常采用静脉注射方式投放至患者体内，并能定向分布于骨骼转移病灶区。值得注意的是，^{89}Sr在骨骼转移部位积累的浓度往往非常之高，其治疗效果可以维持3～6个月之久。鉴于此，该疗法对于缓解因骨骼转移引发的痛苦症状具有显著作用，而且对周边健康骨组织的照射剂量较低，从而降低了相关不良反应的发生率，使得整个治疗过程更加安全可靠。但我们也必须认识到，由于^{89}Sr易发衰变现象，这可能会对治疗效果产生不利影响。因此，在实际操作中需要对注射剂量进行精细调整和严格控制。

放射性核素治疗骨转移的注意事项有哪些呢？

1. 适应证

（1）骨转移瘤部位可以摄取骨显像剂，表现为浓聚者；

（2）疼痛症状严重，化疗不耐受或手术患者；

（3）肝肾功能正常，且血常规结果显示白细胞计数>3.5×10^9/升，血小板计数>75×10^9/升者；

（4）原发肿瘤治疗无效者。

2. 禁忌证

（1）恶性肿瘤晚期患者；

（2）已经接受多次放化疗但症状未改善者；

（3）骨髓功能抑制严重者；

（4）肝肾功能及血常规结果异常者；

（5）转移部位在脊柱同时伴有病理性骨折、骨质破坏或瘫痪者。

第四章

走进心脏微观世界

心痛的来源——心脏血管网的秘密

从今天中午开始，张大爷胃一个劲儿的疼，也说不上怎么个疼法，反正就是疼……开始，张大爷以为自己吃坏东西，可到了晚上还是没见好，家里人怕出事了，赶紧把送到附近三甲医院的急诊科。结果显示为急性冠脉综合征，急性ST段抬高型心肌梗死，让心内科来人吧……好在医护人员的及时抢救下，张大爷做了心脏支架手术后转危为安了。康复后他见人就说早知道这"胃疼"是心肌梗死的征兆，一开始就该来医院的啊，悔不该当初啊！所以大家如果感觉到不适马上就来医院，肯定不会有这么多危险了。

因为心脏位置特殊性及复杂性，心脏疾病经常会与临近的脏器例如肺、食管、胃及肝脏病变相混淆。众所周知，心脏作为全身最重要的脏器之一，负责着全身的血液供应。当出现疾病信号的时候，我们怎么判断心痛是否是由于心脏供血出了问题呢？在为其他器官"服务"的同时，心脏又是如何维持及调节自身供血的呢？

冠脉循环——心脏健康的秘密通道

与其他器官一样，心脏本身也有一套自己的供血血管，就是冠状动脉和静脉，也称冠脉循环。虽然心脏只有拳头大小，重量也只占到全身重量的约0.5%，但是冠状动脉的血流量却能够占到心脏每分钟射出血液量的4% ~ 5%，可见冠脉循环有着多么重要的作用（图4-1）。

冠状动脉起源于主动脉根部，是主动脉发出的第一对血管，可以分为左、右冠状动脉。左冠状动脉从主动脉发出后，走行0.5 ~ 2厘米，这段称为左主干。随后发出两段分支，分别为前降支

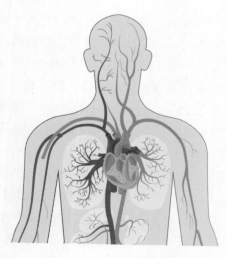

图4-1　心脏解剖示意图

和回旋支。右冠状动脉也主要发出两端分支，即后室间支和右旋支。相应的血管对应着相关部位的血液供应。右心房和右心室主要由右冠状动脉来供血。而左心室相对于右心室来说，其血液供应比较复杂，由左前降支、回旋支及左右冠脉等多支血管进行供血。冠状静脉则伴随冠状动脉收集心脏代谢后的静脉血，最终经冠状静脉窦收集回流进入右心房。

冠状动脉对于维持心脏的正常活动和功能有着极其重要的作用，能够为心肌细胞提供充足的血液。当冠状动脉由于各种原因导致血流量减少时，会使人出现胸闷，气短，胸痛等表现，甚至在严重时会引发心绞痛及心肌梗死。

冠脉微循环——血管健康的隐形守护者

相比于冠脉循环来说，冠脉微循环这个名词常常不被大家熟知，其实，冠脉微循环对于心脏的正常活动尤其是心肌的功能有着非常重要的影响，它的健康状况会直接影响到心肌的供血和供氧。那么，什么是冠脉微循环呢？冠脉微循环是指直径<150微米的微动脉、毛细血管网和微静脉之间构成的循环系统，它是心肌代谢的主要场所，当冠脉微循环系统出现任何异常时，都可能会影响心肌的功能，引发心绞痛，甚至引起心脏病。常规的CT造影检查并不能发现冠脉微循环系统的病变，因此很多情况下，患者的冠脉造影检查正常但会有明显的冠心病心绞痛症状，可能就是冠脉微循环发生了病变。

心痛的"秘密"

心痛，也就是心绞痛，是由于冠状动脉供血不足，心肌缺氧、缺血所引起的一种临床表现，一般表现为胸口部压榨性的疼痛或胸闷，诱发因素包括过度劳作、情绪激动、吸烟、暴饮暴食等。心绞痛一般分为3个类型，即稳定型心绞痛、不稳定型心绞痛和变异型心绞痛（图4-2）。

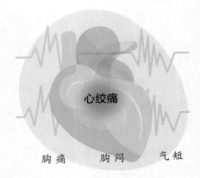

图4-2 心绞痛的临床表现

（1）稳定型心绞痛：常有较为明确的诱发因素，如在体力劳动或情绪激动时容易发作，同时吸烟、暴饮暴食等因素同样可以诱发，一般在停止诱发因素后几分钟内便可缓解，或者服用硝酸甘油等硝酸酯类药物也可以缓解。疼痛一般在胸口部位，范围为手掌大小，有时可以波及整个前胸，界限不清晰。疼痛常为压缩性、发闷或者紧缩性的，也可能会有灼烧的感觉，但不会像针刺或者刀扎一样的疼痛，偶尔伴有濒死感。

（2）不稳定型心绞痛：症状与稳定型心绞痛相似，但是相比于前者其持续时间往往更长，可以达到数十分钟，症状更重，也更容易诱发，在稍作劳作的情况下就可能会发作。同时，胸痛在休息时也可以发生。常规在停止诱发因素或者服用硝酸甘油后只能暂时缓解甚至不会缓解症状。

（3）变异型心绞痛：心痛常发生在休息或者是一般活动时，发作呈周期性，几乎每天都会在同一时间段发生，尤其是后半夜和早晨，午休时也可以发生。疼痛持续短则几十秒，长则可达20～30分钟，一般短暂发作更常见。服用硝酸甘油后可缓解症状。

对心绞痛有了基本的了解后，诱发心绞痛的高危因素又有哪些呢？

五大因素诱发心绞痛（图4-3）。

1. 不良的饮食习惯：随着现在人们生活质量的不断提高，很多人都养成了不良的饮食习惯，如长期食用高热量、高胆固醇以及高盐的食物，这些都会增加心绞痛的发生概率。

2. 体重超标：不规律的饮食及不经常运动，导致的体重超标，也与心绞痛的发生密切相关。

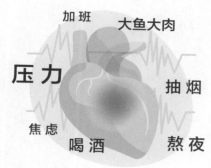

图4-3　诱发心绞痛的高危因素

3. 不良的作息习惯：如长期的熬夜、大量吸烟及过度劳累，都会增加患冠心病的概率。而这些高危因素也恰恰广泛的发生在我们身边，尤其是年轻人，因此年轻人更应该注意平时的生活方式，这对身体健康格外的重要。

4. 遗传因素：当然，除了个人生活上的一些问题会引发心绞痛外，遗传因素也对其有一定的影响。比如，有心脏疾病家族史的人群，可能会有更高的概率发生心绞痛。

5. 心理因素：长期精神压力大及情绪容易激动的人群也易发生心绞痛。因此，保持愉悦的心情对维持健康也有一定的作用。

总之，心脏作为我们身体的"泵"，是我们人体最重要的脏器，而冠脉作为心脏的供血血管，承担着心脏健康"守护者"的角色。因此，我们更应该保持良好的生活习惯，避免暴饮暴食，合理控制体重及少熬夜，少吸烟，这对于已经发生过心绞痛的患者更为重要。当然，如果出现心绞痛等症状，在一定时间内无法缓解，一定要及时就医，切忌自己驾车前往医院，一定要拨打120进行就医。

CT造影看不到的心脏微循环
——核素心肌血流灌注显像

心内科医生经常会推荐一些中老年朋友到核医学科做一项"心脏特殊"检查——核素心肌血流灌注显像。这部分病友有一个共同症状——发作胸痛明显，但是冠脉造影或CTA正常。我们知道影像诊断冠状动脉狭窄≥50%就可以判断为冠心病，但是我们平时做的冠脉CT造影，只能看到"大血管"问题。

不少心绞痛和心肌梗死的患者冠脉造影并未见显著的狭窄，也有很多患者行经皮冠状动脉介入治疗（PCI）术后尽管支架通畅，但是仍有胸闷、心绞痛等症状。这一现象困惑着心血管医师数十年，直到近20年，随着循证医学和介入及影像技术等的快速发展，人们才逐渐认识到冠状动脉微血管疾病也是造成心肌缺血的重要原因。

冠状动脉微血管疾病（Coronary microvascular disease, CMVD）是指在多种致病因素的作用下，冠状前小动脉和小动脉的结构和（或）功能异常所致的劳力性心绞痛或心肌缺血客观证据的临床综合征。以前也叫作X综合征、微血管性心绞痛、微血管功能异常等。冠脉造影只能看到直径>400～500微米的大血管，而冠状动脉微血管占整个冠脉树的90%以上，却无法被冠脉造影显示。若仅以冠脉造影能看见的心外膜下冠脉的异常来诊断评估"冠心病"，显然是"只见树木，不见森林"。

打个比方说，冠状动脉好比灌溉的水渠，心肌好比水稻，农民更关心的是水稻的长势，如果水稻长势好，说明养料和水分供给充足，农民就不需要去修水渠；一旦哪块稻田里的水稻出现枯萎，说明这块稻田缺乏养分或水分，农民只需要去修理供应这块稻田的水渠就可以了，而不必要修理全部的水渠。多排CT及冠状动脉造影则是观察水渠是否有堵塞（血管有无阻塞），而核素心肌灌注显像就是更直观地反映水稻的长势情况（心肌有无缺血）。因此这部分病友可能水渠通畅，但是局部灌溉不充分、水稻仍然长不好。同样道理，表现在心脏供血方面就是冠脉微循环系统出现了问题，考虑到冠脉微血管病变无法被心脏造影发现，因此，对该患者行核素心肌灌注显像检查，能够对是否存在微循环障碍作出评估（图4-4）。

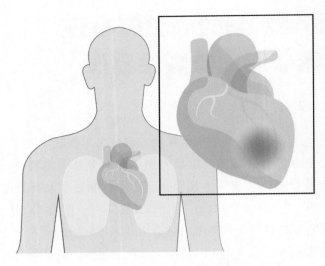

图4-4　评估心脏问题

核素心肌血流灌注显像原理

核素心肌血流灌注显像是一种无创评估心肌血流供应情况的影像学检查手段，是借助于正常或有功能的心肌细胞能够选择性地摄取某些放射性核素——显像剂，通过分布于心肌细胞的放射性药物不断地发出射线，在体表应用成像设备采集相关信息并进行心肌平面或断层显像。心肌对放射性药物的蓄积量与局部心肌血流量成正比，心肌细胞摄取放射性药物依赖于心肌细胞本身的功能或活性，因此，心肌对放射性药物的摄取程度也反映了心肌细胞存活情况。可以用于冠心病的诊断、冠状动脉病变范围和程度的评估、心肌活力的估测、急性心肌缺血的诊断及心肌病的诊断。

核素心肌灌注显像检查方法

核素心肌灌注显像的检查方式主要有两种：静息显像和负荷显像，负荷显像又包括运动负荷试验显像和药物负荷试验显像。静息显像即受检者在安静状态下进行的检查。受检者躺卧在检查床上，在注射放射性药物一定时间后进行图像采集，可以得到安静状态下心脏血流的供应状态。而负荷显像是指通过运动或者施加药物等方式，增加心肌的耗氧量，进而发现在安静状态下无法发现的心肌缺血，负荷试验对于可疑冠心病和隐匿性心肌缺血的诊断是必不可少的检查（图4-5）。

负荷显像

静息显像

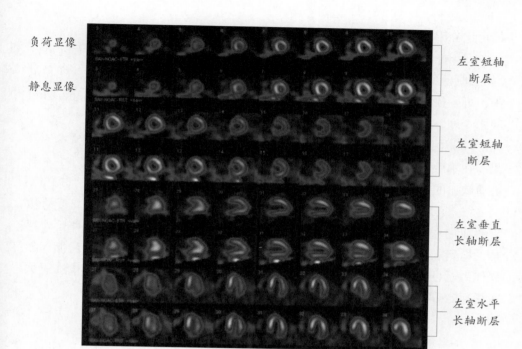

左室短轴断层

左室短轴断层

左室垂直长轴断层

左室水平长轴断层

图4-5 核素心肌灌注显像示例

核素心肌灌注显像的适宜人群

核素心肌血流灌注显像检查适宜人群：具有冠心病高危因素（糖尿病、高血压、高脂血症等）人群的筛查；不明原因的心前区不适，如胸闷、憋气、胸口疼等，不能除外冠心病心肌缺血的患者；冠心病患者评估预后、危险度分层和预测心脏不良事件，确定治疗方案和评价治疗疗效；心肌缺血治疗（血运重建术、溶栓治疗、药物治疗）疗效监测和评价；冠脉造影提示冠脉轻-中度狭窄，不能确诊是否有心肌缺血患者；患有肾功能不全或造影剂不能耐受不适合做冠脉造影患者。

核素心肌灌注显像的临床应用

（1）冠心病的诊断：具有较高的灵敏度和特异性，它在冠心病的诊断、危险分层及预后评估等方面有着巨大的价值。

（2）评估心肌缺血及微循环障碍：核素心肌灌注显像技术可以评估心肌缺血的程度和范围，辅助诊断及评估微循环的病情并指导治疗。可提供心肌缺血的定量分析，明确犯罪血管及提供血管重建的手术建议。

（3）心血管事件风险评估：核素心肌灌注显像可以评估患者心血管事件（如心肌梗死、心力衰竭等）的风险水平。通过测量心肌灌注缺陷的程度和范围，可以预测患者发生心血管事件的概率，帮助医生决定进一步的治疗方法和药物管理。

（4）检测血管重建术后效果：核素心肌灌注显像可以检测冠脉搭桥术的效果。在术后可以通过核素心肌灌注显像观察心肌血流的改善情况，判断手术对心肌缺血的疗效。

（5）心肌病和心肌炎的辅助诊断，方法简单、安全无创，被广泛接受。核素心肌灌注显像在冠心病的诊断、危险分层，心肌缺血及心血管事件风险评估，检测冠脉搭桥术效果等方面的作用已经越来越被临床认可。冠脉微循环障碍作为冠心病的基本机制之一，是心肌缺血发生的潜在原因。在临床上，冠脉微循环障碍发病率高、诊疗率低，亟须临床医生给予更多的重视。

心脏细胞活力判定金标准
——心肌代谢显像

一天清晨，62岁的王叔叔突然觉得胸口剧烈疼痛，瞬间脸色苍白，汗流浃背，连带着整个左肩和手臂隐痛，几十分钟过去，胸痛还是没有好转，在家人陪同下赶紧到某医院急诊科看医生，做了心电图显示："急性下壁心肌梗死"，在获得王叔叔及家属同意后，心内科医生立即为王叔叔做了冠脉造影，造影显示：三支供应心脏的大动脉均不同程度狭窄，其中最严重的左回旋支中段狭窄98%。获得家属同意后，心内科医生在左回旋支的分支钝缘支中段病变处放入一个支架，手术顺利完成。心内科医生根据王叔的情况，建议他到核医学科做心肌（葡萄糖）代谢显像检查。

什么是心肌（葡萄糖）代谢显像？

心肌代谢显像是一种无创评价心肌代谢水平的检查方法，被认为是无创评价心肌存活的"金标准"。其原理是放射性核素标记心肌代谢的重要底物——葡萄糖、氨基酸或脂肪酸等物质，并通过静脉注射进入体内，通过PET及SPECT设备进行采集并成像，反映心肌的代谢情况。心肌葡萄糖代谢显像即心肌 ^{18}F-FDG PET/CT 显像，^{18}F-FDG 是一种葡萄糖类似物，可以被正常、有功能的心肌细胞选择性摄取，而不被坏死或濒临坏死的心肌摄取。急性心梗PCI手术冠脉置入支架后，进行心肌葡萄糖代谢显像，可以掌握急性心梗PCI术前受累心肌的范围，有利于评价预后、观察疗效（图4-6）。

心内科医生根据心肌（葡萄糖）代谢显像结果判断（图4-7），王叔叔急性心梗PCI术前有大约20%的心肌濒临坏死或坏死，放入支架后这部分心肌约1/3收缩力已经恢复正常；后续建议采用健康的生活方式，按时服药，积极配合康复训练，以期心脏功能恢复得更好。

心肌（葡萄糖）代谢显像方法

在冠心病患者，由于冠状动脉粥样硬化的形成和进展，会引起心肌缺血缺氧甚至梗死纤维化，表现为心肌功能的下降（室壁运动异常）。心肌缺血性的

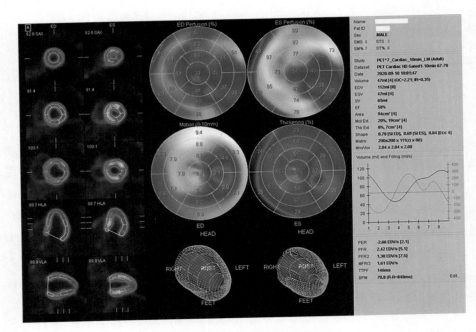

图4-6　心肌代谢显像结果

损伤是一个从可逆性损伤到不可逆性损伤的动态变化过程。由于心肌缺血发生的程度、速度、缺血持续的时间以及代偿程度的不同，可出现心肌顿抑、心肌冬眠、心肌梗死。常规的心肌代谢显像需结合心肌灌注显像进行综合分析，通过影像图片及半定量分析判断心肌缺血的范围、程度以及侧支循环建立的情况，通常会得到两种结果，即灌注-代谢"不匹配"和灌注-代谢"匹配"。①灌注-代谢不匹配是指血流灌注呈现缺损或降低的阶段，葡萄糖代谢显像正常或者增加，提示该区域心肌缺血但细胞仍然存活。判断为心肌顿抑，是指短暂的心肌缺血后心肌收缩功能的可逆性降低，再灌注后，经一定时间的恢复，心肌功能可恢复正常。心肌冬眠是指冠状动脉血流持续减低，心脏自发性地减少做功，使下调的心脏收缩功能与降低的心肌血流灌注达到新的平衡，以维持基本的细胞代谢，即"冬眠"状态。顿抑心肌和冬眠心肌统称为存活心肌，他们的共同特征是细胞的葡萄糖代谢仍然存在，心肌细胞的损伤是可逆性或部分可逆性的，一旦心肌血供得到恢复，心脏局部和整体功能将部分或完全恢复正常。②灌注-代谢匹配是指当血流灌注显像出现心肌供血缺损区域，而相对应的区域没有葡萄糖的摄取，则提示心肌坏死，表现为不可逆性的心肌损伤，即在冠脉血流恢复的情况下，心肌也不可能再得到恢复。

心肌（葡萄糖）代谢显像优势

（1）检测存活心肌金标准，可明确病变范围和程度。

（2）对心肌缺血和心肌病变的敏感性高，未出现临床症状的时候便可以检测到心肌病变，更早发现心脏异常。

（3）无创检查：相对于心肌活检等有创检查来说，心肌代谢显像可以无创的对心肌情况进行评估，对患者来说接受程度更高。

（4）动态观察心脏代谢：可以反复多次观察心脏代谢的变化，更好把握病情的进展情况。

心肌（葡萄糖）代谢显像的主要适应症

（1）急性心肌梗死的诊断，测算心肌损伤的面积，预测左心室功能恢复情况。

（2）正确评估心肌的存活情况，可以帮助医生进行手术的选择及预后预测。

（3）经皮冠状动脉球囊扩张术（PTCA）、冠状动脉支架置入术、冠状动脉搭桥手术（CABG）等冠心病治疗后疗效的评价。

（4）评价心肌再灌注和心肌恢复：心肌代谢显像可以观察心肌再灌注后的代谢状况，评估再灌注的状况和心肌恢复程度，对于评估心肌保护措施的效果和指导治疗有着重要价值。

（5）评估心脏移植患者：心肌代谢显像可以评估心脏移植患者的心肌功能及存活情况。它可以帮助医生监测心脏代谢状态，评估排异反应和存活状况，指导移植后续治疗和预后评估。

（6）急性胸痛的鉴别诊断，非冠状动脉梗阻性心绞痛的辅助诊断。

（7）评估心肌病患者：心肌代谢显像可以观察心肌病患者心肌代谢情况，帮助医生评估疾病进展，对疾病进行分类，同时可以结合病情给出正确的临床决策和预后评估。

心肌代谢显像作为一种先进的心脏成像技术，其可以无创观察心肌代谢的特点，为临床医师提供了重要的信息。它的应用范围广泛，不仅可以通过心肌代谢异常早期发现疾病，同时可以帮助治疗方案的制订及预后评估。心肌代谢显像具有安全可靠、灵敏度高和非创伤性的优势，为患者提供了一种可靠的检查方式。

然而，心肌代谢显像并不能作为独立的诊断方法，仍需要结合其他临床指标进行综合分析判断。未来随着科技的不断发展和进步，心肌代谢显像技术也会不断发展成熟，并在心脏疾病的预防、诊断和治疗中发挥更重要的作用。

PCI术后为何做核医学检查
——安全精准的最优选择

　　63岁的李先生午休后出现持续胸口疼痛，咽部紧缩感，大汗淋漓，躺了大概2小时，胸痛一点儿也没不缓解。立即到急诊就诊，医务人员对他进行心电图检查提示前壁导联T波高尖、房性早搏。根据病情危险分层，李先生病情评估为极高危，这就意味着情况比较危急，必须2小时之内完成冠脉造影检查。最终急诊冠脉造影确定"罪犯"血管为左中间动脉闭塞，于"罪犯"血管处植入支架一枚。

　　经皮冠状动脉介入治疗（PCI）手术后是否治疗就结束了？不少心绞痛和心肌梗死的患者冠脉造影并未见显著的狭窄，也有很多患者行PCI术后，尽管支架通畅，但是仍有胸闷、心绞痛等症状，怎么办？

PCI术后为何仍然胸痛？

　　PCI术后胸痛的病因包括缺血性胸痛和非缺血性胸痛。引起缺血性胸痛的常见病因包括PCI术后血栓形成、边支受累、慢血流或无复流、非完全血运重建；引起非缺血性胸痛的常见病因包括焦虑和抑郁状态、颈椎病、心律失常、呼吸或者消化等系统疾病。考虑到冠脉微血管病变无法被心脏造影发现，因此，需要对李先生行核素心肌血流灌注显像检查。结果显示心尖部存在少量充盈缺损的同时，下壁心肌也显示出了明显的大面积充盈缺损，但他的右冠状动脉和回旋支未见明显严重狭窄，由此可判定，李先生确实存在冠脉微循环障碍（图4-7）。

如何处理患者PCI术后的胸痛？

　　对于冠脉微循环障碍的治疗，李先生采用中西医结合的治疗方案，治疗当天患者即感觉胸痛较前明显改善，后续持续减轻，患者顺利出院。出院3个月后随访时复查核素心肌血流灌注显像示，下壁心肌缺损异常得到明显改善（图4-1）。

PCI术后为什么做核医学检查？

　　在一般的手术治疗后，通常会进行术后评估，而PCI也是一样。对于PCI

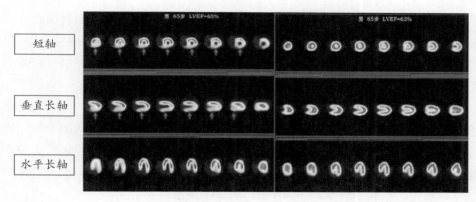

图A 治疗前   图B 治疗后

图4-7 核素心肌血流灌注显像

来说，术后重要的评估内容便是血流灌注的重建情况、心肌功能的恢复情况及可能存在的并发症。PCI手术的核医学检查主要有以下作用。

（1）评价术后心功能改善情况：PCI手术可以改善心肌血流灌注情况，通过核素心肌血流灌注显像观察术后心肌缺血的面积是否减少，可以有效的对心功能改善情况进行评估。如果通过手术使心肌缺血区域明显减少，则提示恢复血供的存活心肌数量越多，相应的心功能改善情况便会越好，从而可以对手术效果有更好的评价。

（2）评估冠状动脉血流：PCI术后通过核素心肌血流灌注显像，可以观察有关心肌的血液供应情况，指导医生判断术后冠状动脉血流是否恢复正常。通过评估心肌血流灌注情况，医生可以评价植入支架的有效性、判断术后是否发生心肌缺血及心肌急性闭塞等并发症。

（3）检测并发症和新病变：通过核医学检查，医生可以观察是否发生术后并发症：如是否有血栓形成、是否发生支架内再狭窄或者新的冠状动脉病变。进行术后检查，能尽早的发现问题，并指导医生采取相应措施处理，防止病情进一步恶化，以利于患者的恢复。

（4）指导个性化治疗：术后核医学检查可以帮助医生制订个性化的方案，根据结果医生可以适当的调整药物治疗方案、给出适当的运动方案及后续心脏健康管理方面需要注意的问题，进行个性化的康复治疗，最大程度的促进心功能的恢复。

（5）为康复和预后提供依据：PCI术后的核医学检查可以为心脏康复和预

后提供重要依据。通过连续检测心脏血流和功能，医生可以了解患者的康复情况和预测预后。有助于医生及时调整治疗方案，并及时发现影响预后的因素。通过核医学的定期检查追踪，医生可以更好地了解患者恢复情况，指导后续的管理和干预措施。

PCI术后的核医学检查也是治疗重要的一部分，它可以为医生提供血流、心功能、康复等方面的重要信息。通过核医学检查，不仅可以评估手术治疗的效果、心肌功能恢复情况和心脏血流的再灌注情况，而且还可以对预后进行预测，降低并发症的发生概率，并指导制订个性化的治疗方案，帮助患者更好的恢复。总之，核医学检测对于PCI术后的患者来说，有着非常重要的价值。同时，我们更应该在日常生活中养成良好的生活习惯，减少不健康的饮食，保护好自己的身体健康、心血管健康。

鉴别心肌淀粉样变
——核医学无创显像

57岁的王先生有着丰富的求医经历。15多年前，他因为手部酸胀、麻木等不适辗转多地就医，最终确诊为腕管综合征，后来做了手术。可是，术后，王先生的酸胀、麻木感没有改善，手部麻木感加重，肌肉逐渐萎缩。更糟糕的是，他的下肢也开始感觉异常，酸胀、麻木感越来越明显，有时候连路都走不稳，严重影响工作和生活（图4-8）。

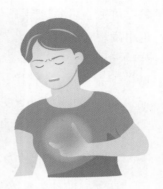

图4-8 心肌淀粉样变临床表现

医生仔细检查后发现王先生的情况不一般，建议进一步基因检测。结果显示存在基因突变，医生据此判断，王先生很可能患有心肌淀粉样变。心肌淀粉样变是一种罕见心肌结构和功能异常性疾病，分为多种类型，其中轻链型最为严重，不及时化疗，中位生存时间仅半年左右；遗传型由单基因突变引起；野生型发病机制尚不清楚，一般见于高龄男性，常合并特殊类型的心力衰竭。该病无法预防，无论哪种类型，都是越早诊断越早治疗效果越好。

什么是心肌淀粉样变

要想了解心肌淀粉样变，我们就要先了解什么是淀粉样变。淀粉样变是一种慢性代谢性疾病，指一种异常的蛋白质（淀粉样蛋白）沉积在正常组织或器官，引起所沉积的组织或器官产生不同程度功能障碍的疾病。心肌淀粉样变则是指发生在心肌的淀粉样变，是一种罕见而严重的心脏疾病。当淀粉样蛋白过量沉积在心肌时，会导致心肌结构和功能的异常。随着时间推移，心肌会逐渐变硬，从而影响心肌的舒缩功能。

常见的心肌淀粉样变主要分为以下几种类型：

（1）AL淀粉样变：又称为免疫球蛋白轻链淀粉样变。是心肌淀粉样变的主要类型，约占心肌淀粉样变75%，并且常与多发性骨髓瘤相关。

（2）ATTR淀粉样变：有时又可称为非继发性淀粉样变，是老年人最常见的心肌淀粉样变类型。与年龄相关，同时可能与遗传因素相关。

（3）AA淀粉样变：通常与慢性炎症或类风湿关节炎等慢性疾病有关。

（4）β₂微球蛋白淀粉样变：通常发生在长期接受透析治疗的患者中。

心肌淀粉样变导致的心脏结构和功能的变化会产生一系列的临床症状，引发心脏病变，主要的临床表现有心室壁增厚、心律失常、心绞痛、心力衰竭等。可见心肌淀粉样变是一种严重危害心脏健康的疾病。因此，心肌淀粉样变的早发现对于减少其并发症有着重要的作用。心内膜活检被认为是心肌淀粉样变确诊的"金标准"，将活检组织进行刚果红染料染色显示阳性或者在电子显微镜下直接观察到组织内淀粉样蛋白，可直接对心肌淀粉样变进行确诊。然而，其有创的检查方法并不适用于所有患者。核素心肌淀粉样变显像便弥补了此缺点。下面我们来一起了解一下核素心肌淀粉样变显像。

核素心肌淀粉样变显像

核素心肌淀粉样变显像的原理是利用放射性核素的特殊性质，通过静脉注射将核素注入血管内，核素会随着血液循环到达心脏，如果心肌存在淀粉样变，则不同的显像剂会通过不同的原理，对淀粉样变进行显像，从而达到诊断心肌淀粉样变的目的。核素心肌淀粉样变显像在心肌淀粉样变的分型、危险分级及预后评估等方面有重要作用。目前，常用的显像有骨显像、葡萄糖代谢显像、淀粉样蛋白特异性显像及交感神经显像（图4-9、图4-10）。

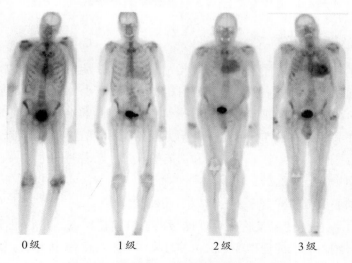

0级　　　　1级　　　　2级　　　　3级

图4-9　$^{99}Tc^m$-PYP SPECT 平面显像

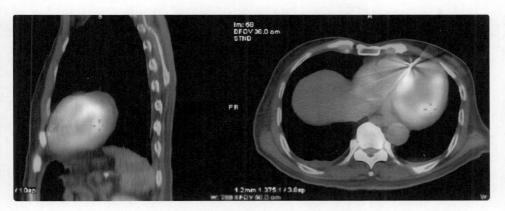

图4-10 $^{99}Tc^m$-PYP SPECT/CT断层显像

（1）骨显像：骨显像诊断心肌淀粉样变的原理很简单，骨显像剂与淀粉样蛋白的亲和力较高，能够与心肌中的淀粉样蛋白特异性结合，在静脉注入显像剂后，到达心脏与淀粉样蛋白结合从而显像。^{99m}Tc-PYP SPECT显像对ATTR-CA的诊断具高灵敏度（58%～99%）、高特异性（79%～100%）及无创的优势，作为ATTR-CA的诊断标准之一，目前已被广泛应用于CA的临床诊断及鉴别分型。ATTR-CA患者的心肌^{99m}Tc-PYP摄取较正常人显著增高，假阳性者主要为AL-CA，除去这部分患者，其诊断ATTR-CA的特异性及阳性预测值为100%。

（2）葡萄糖代谢显像：葡萄糖代谢显像的原理是细胞摄取利用葡萄糖，常用的显像剂为^{18}F标记的脱氧葡萄糖（^{18}F-FDG）。发生淀粉样变的组织周围常常会有不同程度的炎症细胞浸润，被激活的炎症细胞对葡萄糖的摄取会增加，在进行显像时便会出现放射性增高的区域，可以提示心肌淀粉样变的发生。

（3）淀粉样蛋白特异性显像：淀粉样蛋白特异性显像的原理与骨显像类似，相关显像剂可以与淀粉样蛋白特异性结合，从而进行显像。淀粉样蛋白特异性显像对于AL淀粉样变的鉴别有着比较高的特异性，同时也可以用于心肌淀粉样变不同分型的鉴别。

（4）交感神经显像：交感神经是人体内的重要神经，主要负责支配心脏及体内其他脏器，调节它们的活动。心肌淀粉样变会导致交感神经对心脏的支配功能出现障碍，引发一系列症状。^{123}I-间碘苄胍作为交感神经受体显像剂，可以与心脏交感神经上的受体特异性结合，进而被心肌摄取，可以用来观察交感神经的功能状态。当显像发现 ^{123}I–间碘苄胍的心肌摄取率降低时，便可提示交感神经功能状态受到损伤，可以作为诊断心肌淀粉样变的参考。

以上4种不同的成像方法各有各的优势和特点，根据患者不同的情况可以选择不同的成像方法，帮助心肌淀粉样变的诊断。相对于其他病理检查，核医学成像具有无创性、高灵敏、高特异等不可比拟的优势，是心肌淀粉样病变的无创诊断分型金标准，并且价格低廉、可重复性好，便于临床开展。2018欧洲心脏大会已将核医学显像技术列为诊断ATTR–CM的首选无创检查，推荐血、尿轻链指标阴性的心肌淀粉样变患者要做该项检查。核医学检查在心肌淀粉样病变患者的诊断、分型、预后评估及疗效监测中发挥着重要价值。

心脏的"泵"力如何
——核医学一站式多功能检查

如果把人体比作一辆车的话，那么心脏就是人体的发动机。发动机如果出了问题，车辆的性能就会下降，甚至会停摆；同理，人的心脏如果出了问题，活动时就会出现心慌、气短、头晕、乏力等症状，甚至有生命危险。目前，心脏疾病检查方法越来越多，在安全无创、早期诊断、危险度分层和预后评估等方面核心脏检查独具特色，高端的设备及技术不仅可以发现普通检查手段很难发现的微小病变，更重要的是全面评估心脏健康状况、心肌细胞代谢功能分子影像学检查。因此，核医学在心脏疾病的诊断方面发挥着越来越重要的作用。常用的核医学心脏检查多采用门控心肌灌注显像，不但可以获得心肌血流和代谢、心肌活力等信息，而且可以通过心动电影，获得多种心功能的参数，从而实现一站式多功能检查。

门控心肌灌注显像

自20世纪70年代，心血管疾病的无创性检查技术——心肌灌注显像便开始兴起。历经50年的不断创新与深化，它所展现出的卓越诊断价值已经在全球范围内得到医学界的广泛认可和推崇，已然成了当今诊治冠心病、评估治疗效果并预测其预后的核心影像学手段。心肌灌注显像按照核素发射类型可分为单光子发射型及正电子发射型2种；而在当前临床实践中，单光子发射型计算机断层显像（Single Photon Emission Computed Tomography, SPECT）则是最常见且应用最广泛的核素心肌灌注显像方式。常用的心肌灌注显像剂是锝标记的甲氧基异丁基异腈（^{99m}Tc-MIBI）。门控心肌灌注显像是在心肌灌注显像的基础上加上心电图门控技术，除了可以判断是否存在心肌缺血，门控心肌灌注显像还能够评估患者的心脏功能和储备能力，从而更加全面地评价患者的心肌功能状态。

一站式多模式诊断

1. 定性分析

一般以整个左心室心肌中放射性计数量最高的部位作为100%，根基放射性计数下降的程度可将心肌缺血程度分为5级。0级为分布正常，提示心肌血流未见明显异常；1级轻度降低；2级为明显降低；3级为严重降低；4级为无摄取，提示无血流。

2.半定量分析

目前常用的为17阶段评分法，每一阶段所代表的左心室心肌重量相近，将每个阶段的血流灌注情况分为0～4分，其中0分表示灌注正常（即无灌注缺损），4分表示严重的灌注缺损或无灌注，2分和3分分布表示轻、中度灌注缺损。将以上17个阶段所得的灌注评分相加即可得到灌注的"总积分"。由负荷心肌灌注显像计算出符合灌注总积分（SSS），由静息灌注显像可以计算出静息灌注总积分（SRS）。"灌注积分差"（SDS）是SSS与SRS的差值，代表负荷诱发的心肌缺血面积和程度。

3.定量分析

定量分析法以定量值为判断依据。研究证明定量分析法对疾病诊断的敏感性和特异性至少提高10%，可以避免观察者之间的识图差异，从而提高判断结果的一致。常用方法有圆周剖面曲线分析和极坐标靶心图等。

4.心功能和储备功能

门控心肌灌注显像利用心脏门控技术，根据心动节律的特点，在每个心动周期同一时段进行图像采集，获得一系列图像，可以观察心室壁运动情况，得到左心室舒张末期容积、收缩末期容积、左心室射血分数和左心室同步性等方面的信息，以及反应心脏储备功能的参数冠脉血流储备CFR（心肌在最大扩张状态和静息状态的血流量比值）、冠脉血流容量CFC（单位时间内通过冠状动脉的血流量）、心肌血流量（myocardial blood flow, MBF）和冠状动脉血流储备（coronary flow reserve, CFR）等数据。此外，还可以通过门控心肌灌注显像的心动电影和相位图来观察左心室的室壁运动情况和室壁收缩的同步性和协调性。

门控心肌灌注显像临床应用

与传统心肌灌注显像相比，门控心肌灌注显像是一种更为精确的技术。传统心肌灌注显像仅能在一个心动周期中采集一张单一图像，而门控心肌灌注显像则利用心脏的电活动，精确控制心脏各个部分的图像采集，从而能获得更完整的心脏信息。此项技术不仅能捕捉心肌血液流动的关键信息，同时也能深入获取诸如心率、心律失常及心肌活动度乃至局部灌注水平等重要心血管系统参数。

这项技术主要的临床应用范围涵盖了如下内容。

1. 诊断与筛选冠心病病例：冠心病即是由于冠状动脉内膜下胆固醇蓄积突变为粥样硬化形成血管狭窄或者闭塞，从而引发相应心肌组织的供血短缺。门控心肌灌注显像恰能有效观察到心肌缺血部位及范围，对实时确诊冠心病具有举足轻重的参考意义。

2. 评估心肌梗死病证：心肌梗死是因心肌处于缺血状态而导致细胞死亡。通过门控心肌灌注显像可以精确监测到心肌坏死的具体位置与规模，这对于判定心肌梗死的严重程度及疗效评估都具有极高的实用性。

3. 判断心肌存活性：针对部分心肌梗死患者经治愈后，心肌仍留有一定的生命活力。门控心肌灌注显像便能细致刻画出心肌的生存状况，为专业医疗团队制订高效的治疗策略提供必要的参考信息。

4. 诊断心肌病变：心肌病变是代表心肌结构或者功能上产生异变的一类疾病。门控心肌灌注显像不仅可以精准评估心肌的血流灌注情形，对即时确诊心肌病有着不可替代的重要性。

5. 评估心脏功能：通过门控心肌灌注显像技术，可以直观地了解心肌的收缩与舒张等情况，进而准确评估出心脏整体功能的情况，为后续总结出更为具体且适合的治疗策略提供全面的参考资料。

6. 预测心脏病手术结果：在心脏病手术开始前，门控心肌灌注显像能够对患者心肌血流灌注的基本状态实行全面且深入的评估，这有助于我们提前防范可能出现的手术风险，从而为医患双方共同做出的手术决策提供全方位、更可靠的保证。

7. 筛选高血压心脏病：高血压心脏病往往源于长期的高血压异常进而导致心室肌结构发生改变。多年来，门控心肌灌注显像凭借其对心肌血流灌注状态进行有效评估的非凡价值，已得到广大医疗工作者的认可并能够协助他们精准诊断高血压心脏病。

总而言之，门控心肌灌注显像在全面评估心肌血流灌注状况、准确诊断冠心病、有效分析心肌梗死、确切诊断心肌病及精准评估心脏功能等多个方面具有显著的应用价值。

除此之外，门控心肌灌注显像还有助于医师全面评估患者的心肌功能及储备能力，为他们的生命健康保驾护航。

肿瘤病人为何要做心脏检查

　　一名患有结肠癌的男性在接受化学疗法的过程中，突然出现了心悸、胸闷、气短等显著的心脏不适症状。肿瘤科医师立刻为这名男子安排进行详细的心电图、心脏超声和核素心肌血流灌注显像等方面的医学检查。然而，患者对此感到非常困惑，他不知晓为何在进行针对恶性肿瘤的治疗时，其心脏竟然也会出现问题。

　　另一名食管癌病患，在进行放射治疗期间，出现胸部发闷及呼吸加快等明显的心脏不适现象。为了深入了解情况并妥善处理，医生立刻为其进行了全面而精确的心脏检查。然而，患者对于此次检查持有疑问，他不解地询问，既然是针对肿瘤进行放射治疗，为何心脏会受到如此严重的影响呢？检查结果显示出令人痛心的事实：患者的心脏功能已经明显降低，急需得到紧急且专业的医疗救治。

　　随着肿瘤治疗技术的不断进步，治疗方案也越来越多样化。不同的治疗方案对心脏功能的影响也不尽相同。通过心脏检查，医生可以根据病人的具体情况制订更加适合的治疗方案，尽可能减少治疗对心脏的不良影响，提高肿瘤治疗的安全性和疗效。因此，对于肿瘤病人来说，进行心脏检查是非常必要的，它有助于早期发现和预防心脏功能异常，同时也可以为制订更加科学、合理的治疗方案提供参考和依据，提高治疗的安全性和疗效。

心脏检查结果影响手术决策

　　肿瘤病人术前为何要做心脏检查？心脏是人体血液循环的中心，任何影响全身血流动力学的因素都可能影响手术的安全性。肿瘤患者术前需要进行心脏检查，以评估患者的心功能状态，了解患者的心脏结构和功能是否正常，是否存在心脏疾病。

　　心脏检查的结果可以为手术决策提供重要信息。对于出现明显心脏问题的患者，如果检查结果表明其心脏功能良好，则可以考虑进行手术。然而，如果检查结果显示心脏功能较差，可能会增加手术风险，医生可能需要推迟手术时间或寻找其他治疗方案。例如，冠心病患者如果检查结果显示心脏供血不足，可能需要进行冠状动脉搭桥手术以改善心脏血液供应。但如果检查结果显示心脏状况尚好，手术风险可能会降低，医生可能会进行支架植入术以改善病情。因此，心脏检查的结果对于确定手术方案和预估手术风险至关重要。

肿瘤患者术前要注意哪些心脏问题

在肿瘤手术前，患者需要接受详细的心脏检查以确保手术的安全。

首先，患者需要进行心电图检查以评估心脏节律。如果存在心律不齐等异常情况，需要进一步评估和治疗。

其次，患者需要进行超声心动图检查以评估心脏结构和功能。该检查可发现心脏是否存在结构性异常，如心脏瓣膜病变或心肌肥厚等。

此外，患者还需要进行动态心电图或负荷试验，以评估心脏在负荷状态下的功能和耐受性。这些检查可以评估患者是否适合进行手术，以及在手术过程中需要采取的心脏保护措施。

最后，对于患有高血压、冠心病等的心脏病患者，在手术前应积极控制病情，以降低手术风险。

因此，肿瘤患者在术前需要充分重视心脏问题，及时接受相关检查和治疗，以确保手术的安全和成功。

肿瘤放疗患者为何需要做心脏检查

对于众多的肿瘤病者而言，放射性疗法乃是治疗过程中必须经历的一环。值得注意的是，在接受放射治疗的过程中，尤其是针对患有胸部肿瘤病证的患者，心脏的某些区域会直接暴露于射线之下，其中包含了心包、心肌及心室等重要组成部分。这些部位经受射线的照射之后，有可能引发一系列的症状，例如心悸不安、胸口发闷、呼吸困难、疲倦乏力等。这种影响一般会随着放射治疗的完成，心脏功能逐步得到恢复与正常化，但也有部分放疗对患者心脏的影响是永久性的，它会对心脏造成损伤并增加心脏病的风险。具体影响的时间取决于多种因素，如放疗类型、剂量、心脏位置及个体身体状况等。因此，在进行放疗之前，医生需要对患者进行详细的检查和评估，以确定其心脏的健康状况，并制订出个性化的放疗方案。在放疗期间和放疗后，患者也需要定期进行心脏检查，以确保心脏的健康状况。

肿瘤化疗患者为何要做心脏检查

肿瘤患者在进行化疗（chemotherapy）的过程中，药物不可避免地会对其身体多个器官产生影响，而心脏便是其中之一。一些常见的化疗药物，例如，广谱抗癌药——蒽环类药物及抗癌有效成分紫杉醇等，都可能给心脏带来无法忽视的不良反应，如心肌受损及心功能不全等问题。因此，对于以下类型的肿瘤患者，强烈推荐患者在接受化疗前与化疗后接受全面的心脏检查：

（1）患有乳腺癌的患者，尤其是那些正在或者已经接受使用蒽环类药物或是紫杉醇等药物治疗方案的患者。

（2）肺癌患者尤其是正在或者已被列入铂类药物和紫杉醇等化疗用药范畴。

（3）胃肠道肿瘤患者尤其是正在或者已经使用蒽环类药物或是紫杉醇等药物开展治疗。

（4）血液系统恶性肿瘤患者尤其是正在或者已经运用蒽环类药物或是紫杉醇等药物实施化疗的患者。

（5）其他任何正在进行化疗的肿瘤患者，尤其是年长者、已有心血管疾病的患者、正在服用具有心脏毒性药物者、有慢性心脏病患病家族史的患者等高风险人群。

（6）若在化疗过程中发现胸闷、呼吸急促、心跳异常加快、极度疲倦等现象，务必立即停止治疗并尽早接受心脏检查。

（7）在化疗过程中出现胸闷、气短、心悸、疲劳等症状，也应该及时进行心脏检查。

化疗药物对心脏的影响有哪些

化疗药物可能对心脏产生以下具体影响：

（1）高血压：某些化疗药物可能导致患者出现高血压，增加心脏负荷。

（2）心律不齐：某些化疗药物可能导致心律不齐，影响心脏正常节律。

（3）心肌病：一些化疗药物会直接损害心肌细胞，导致心肌病的发生，严重时可能需要心脏移植。

（4）心力衰竭：某些化疗药物可以影响心脏的收缩功能，导致心力衰竭。

（5）血栓形成：化疗药物可能增加患者血栓形成的风险，导致心肌梗死等心血管事件。

（6）心脏骤停：某些化疗药物可能导致患者发生心脏骤停，危及生命。

因此，在进行化疗前，患者需要进行心脏功能的评估，对于有心脏疾病史或风险的患者，应在医生的指导下制订合适的化疗方案。同时，患者在化疗期间及结束后，应密切监测心脏功能，并采取相应的预防措施，以降低化疗对心脏的影响。

肿瘤患者术前、放疗、化疗过程中需要做哪些心脏检查

肿瘤患者术前、放化疗过程中的心脏检查极为重要，能够帮助医生评估患者的心脏功能及术中和放化疗治疗过程中可能出现的风险。一般来说，需要进行以下检查。

（1）心电图：评估患者的心率、节律和心肌缺血情况。

（2）心脏超声：通过检查心脏结构和功能，评估患者的心脏状态。

（3）门控心肌灌注显像：不仅可以用于诊断冠心病，还可以用于评估其他类型的心脏疾病，比如心肌炎、心肌病、高血压性心脏病等。这些疾病都可以影响心肌的血液供应，导致心肌缺血或心肌梗死，从而影响心脏的正常功能。而门控心肌灌注显像通过定量测定心肌的血流灌注情况，可以早期发现心肌缺血和心肌梗死，帮助医生及时采取治疗措施，改善患者的预后。因此，对于那些患有心脏疾病但尚未确诊的患者，门控心肌灌注显像可以提供重要的诊断信息。

（4）心肌酶谱：可以检测心肌细胞的损伤情况，帮助诊断心肌炎、心肌病等疾病。

（5）冠状动脉造影：是评估冠状动脉血流情况的"金标准"，可以明确是否存在冠状动脉狭窄等问题。

（6）心肺功能检查：可以评估患者耐受手术的能力，包括最大耗氧量、肺活量等指标。

以上检查可以帮助医生全面评估肿瘤患者的心脏状况，制订合理的手术或放化疗方案，并在术中及术后，以及放化疗治疗过程进行相应的监护和处理。

肿瘤化疗患者为何要做门控心肌灌注显像

面对众多肿瘤病患必须面对的癌症治疗疗程——化学疗法，细心关注起来就会发现其中蕴含着许多复杂而深刻的问题与探讨——为什么化疗期间，药物会对心脏造成无法忽视的影响？又为什么有些常见的化疗药物，比如我们耳熟

能详的蒽环类药物及紫杉醇，极有可能引发心肌组织的损害，引起心功能的不完善甚至严重到有时会触发心律失常这一致命性疾病。核医学的"门控心肌灌注显像"可以更好地评估化疗患者的心脏功能，及时发现心脏损伤并制订相应的治疗方案，减少治疗对心脏的损害，提高治疗的安全性。具体来说，门控心肌灌注显像可以通过核素显像，监测心肌血流量、心肌活力和心功能情况，从而诊断心肌缺血、心肌梗死等心脏疾病，为制订治疗方案提供依据。同时，该技术也可以监测化疗药物对心肌的毒性作用，及时调整治疗方案，避免对心脏造成不可逆的损害。因此，门控心肌灌注显像在癌症治疗中起到了关键的作用，可以为患者的治疗提供更多的保障。

化疗期间如何预防心脏疾病

化疗是癌症治疗中非常重要的一部分，但也会对身体产生一定的不良反应，其中包括心脏疾病的风险。因此，在接受化疗的同时，预防心脏疾病的发生就显得尤为重要。

首先，建议患者在化疗前进行全面的身体检查，了解自己的心血管健康状况。如果有心血管疾病的病史或家族史，或者存在高血压、高血脂等风险因素，应该及时咨询医生，以制订更合理的治疗方案。

其次，化疗期间应该保持健康的生活方式，如合理饮食、适量运动、保持良好的心理状态等。饮食方面，应多摄入富含纤维素、维生素和矿物质的食物，如新鲜蔬菜、水果、全谷类食品等，减少高脂肪、高胆固醇食物的摄入，避免饮酒和吸烟等不良习惯。适当的运动可以促进血液循环，增强心肺功能，但要避免剧烈运动和过度劳累。同时，保持积极乐观的心态也有助于减轻化疗带来的心理压力。

最后，按时按量服药也是化疗期间预防心脏疾病的关键。医生会根据患者的具体情况，开具相应的药物来控制血压、血脂、血糖等指标，预防心血管疾病的发生。患者应该严格按照医嘱服药，避免自行停药或更改剂量，以保证治疗的效果和安全性。

总之，化疗期间预防心脏疾病需要综合考虑身体状况、生活方式和治疗药物等。只要在医生的指导下采取科学合理的措施，就可以降低心脏疾病的风险，顺利完成肿瘤治疗。

第五章

打开神经世界的大门

精准定位癫痫病灶
——核医学探秘"脑电"风暴

"医生，不知什么缘故，1个月以前，我正在家中看电视，突然感到头晕目眩，然后头偏向一侧，两只眼睛看向左侧，四肢抽搐，脑子完全没有意识的嘞。我是不是得什么病啦？"这是一位焦急的中年男性在诊室内对自己病情的描述。他继续补充道："自那以后，每天发生2～3次，每次持续数十秒，恢复正常后感觉四肢无力。而且服药至今，效果不好，我这病是不是很严重呀？可以治疗吗？"医生在安抚该男子情绪的同时，根据男子的描述对病情展开评估，初步怀疑是癫痫发作；继而考虑核医学显像等辅助检查。通过综合诊断，这位中年男性的症状是癫痫发作的表现。

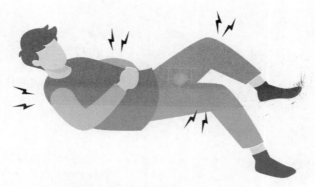

图5-1　癫痫发作临床表现

揭开癫痫的神秘面纱

关于癫痫，大家可能听过不少它的别名，比如"羊角风""羊癫风"。全球每年大概有490万人新发癫痫。癫痫实际是一种发生在大脑的慢性疾病，它的产生受大脑神经元异常放电的影响，具有病情反复发作的特点。不仅如此，当癫痫发作时，人们意识不到周围事物，没有办法控制自己的身体，手脚不听使唤地抖动、抽搐，嘴角不受控制地斜……

癫痫根据发病原因分为原发性癫痫（原因不明，可能与遗传有关）和继发性癫痫（颅内肿瘤、颅内感染、颅脑外伤等）目前癫痫治疗方式主要为抗癫痫药物治疗，通过服用抗癫痫药物控制癫痫发作，甚至达到治愈的效果。如果患者经过规范的抗癫痫药物治疗后，癫痫发作没有得到有效控制，则可通过外科手术终止癫痫发作或减少癫痫发作次数。而术后疗效很大程度上取决于癫痫病灶区域的精准定位。那么我们如何精准定位癫痫病灶区域呢？

核医学定位癫痫病灶

目前探测癫痫病灶的方式主要包括脑电图监测、CT/MRI显像、核素显像。其中头皮视频脑电图监测、影像学检查用于癫痫病灶定位时，仍然有很多病灶无法达到精准定位。核医学检查借助癫痫发作期间和未发作期间的大脑细胞活动情况，提供大脑的结构、功能信息，从而提高癫痫的检出率和病灶定位的准确性（表5-1）。

表5-1　癫痫监测方式的优缺点

检查方式	优　点	缺　点
脑电图（EEG）	脑电图是癫痫诊断的"金标准"，实时记录癫痫发作间期和发作期的大脑电活动	监测持续时间较长，数据容易受外界或自身状态干扰。大约一半的癫痫患者，单次常规脑电图正常
脑部CT	简便易行，检查时间短，对钙化灶或出血性病灶首选脑部CT	软组织分辨率较低，无法显示细微结构的异常
脑部MRI	图像分辨率优于CT，也可以监测脑功能	检测期间需要患者配合，易产生伪影钙化灶或骨性改变的显示不如CT
核素显像	能够提供大脑的结构和功能成像	费用较昂贵

核医学显像领域内，包括正电子发射断层扫描（PET）进行的脑代谢显像及单光子发射计算机断层扫描（SPECT）脑血流灌注显像。PET和SPECT两者都可以用于癫痫病灶的定位，为癫痫诊断、临床治疗决策提供更加可靠的依据，尤其是适用于癫痫病因、病灶位置不明确的癫痫患者。

核医学显像是一种通过放射性示踪剂成像的技术，示踪剂就如同地图中的定位系统，会随着血液流动和循环而聚集到不同的组织和器官，帮助医生找到身体里的不同部位。在诊断过程中，医生通常采用PET或SPECT仪器来观察示踪剂在人体内的流动情况，并拍下示踪剂在体内分布的"照片"。通过这些"照片"的信息，医生就可以了解患者身体各处是否存在异常情况。

脑代谢显像可以直观了解大脑的解剖结构及代谢活动情况，其中葡萄糖代谢显像被广泛应用。葡萄糖代谢显像，是PET/CT仪器检测放射性同位素氟（^{18}F）标记的葡萄糖类似物^{18}F–FDG观察大脑细胞的代谢情况。通常情况下，癫痫发作期间，大脑神经元细胞的放电活动增加，需要消耗大量的葡萄糖才能够满足异常放电所需的能量，所以^{18}F–FDG聚集在癫痫病灶区域，生成的产物停留在细胞内，PET/CT仪器探测到很高的信号，图像表现为高代谢。癫痫未发作期间，大脑神经元细胞的活动减少，细胞不需要消耗太多的葡萄糖，所以停留在病灶区域的^{18}F–FDG较少，PET/CT仪器探测的信号较低，图像表现为低代谢。

脑血流灌注显像是一种观察大脑组织结构和血流情况的核医学检查方式。医生会向患者静脉注射适量的放射性示踪剂，这些示踪剂能够顺利痛过血脑屏障后进入细胞，且其在脑组织中的分布情况与血流量呈正比，然后由SPECT设备"拍摄"采集图像，获得脑部的血流灌注图。对于大多数癫痫患者而言，癫痫发作期间病灶的血流量增加，放射性信号较高；发作间期血流量降低，相应的放射性信号随之较低。然而由于患者的疾病进展、病灶大小、发作频率和发作持续时间存在差异，因此患者的显像结果各有差异。相比较而言，^{18}F–FDG PET具有更高的空间分辨率，能够检测出微小病变；而SPECT操作更加简便，且能够重复显像。

癫痫患者日常护理

（1）心理疏导：家属及医护人员要对癫痫患者进行心理疏导和支持，积极和患者沟通，帮助患者缓解负面情绪。

（2）环境干预：营造适合患者的环境，注意安全防护，避开癫痫发作的诱因。

（3）生活干预：保持规律作息，进行运动锻炼、制订合理的膳食方案。

（4）定期复诊：定期到医院进行复诊和治疗，遵医嘱服药。

抢救小措施（图5–2）

（1）保证环境安全：移除患者周围的物品，避免患者受到伤害。

（2）避免发作者窒息：采取侧卧位或把头偏向一侧，随时擦去嘴角流出物，保证呼吸道通畅。同时松开衣领，避免领口束缚导致呼吸不畅。

（3）避免约束患者：患者抽搐时，不可压迫患者的肢体，避免造成骨折。

（4）及时就医：大部分癫痫发作会自行缓解，但如果发作时间过长，立即拨打120与医生取得联系。

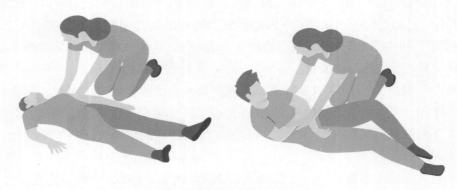

图5-2　癫痫发作采取的措施

助力老年痴呆的早期诊断
——核医学新武器

"今日，我一如既往地向父亲详细描述回家的路径。"这是一位陪诊者对医生陈述的第一句话，也是描述患有阿尔茨海默病父亲的第一句话。在陪诊过程中，陪诊者向医生叙述着父亲最近的情况：大概6个月前，父亲的记忆力慢慢减退，大不如前。最初只是表现为炒菜时不间断地添加盐或者外出时忘记携带钥匙等细节。然而近1个月以来，他出门后经常忘记回家的路及家的确切地点，因此每次父亲出门前都需要我特别叮嘱他正确的回家的路；有时，转头就把自己刚刚说的话、完成的事情忘了，令人担忧不已。经心理学和详细的语言评估，发现这位父亲的语言流畅度、重复长句的能力下降。为进一步明确诊断结果，这位父亲进行了核医学检查。最终诊断这位父亲为阿尔茨海默病，医生边向陪诊者解释疾病相关的各种情况，边为患者制订了相应的诊疗计划。

记忆的小偷——老年痴呆

老年痴呆是发生在65岁及以上的老年人身上的脑部神经退行性病变，其病证会随着年龄增长而逐渐加剧。这种疾病由大脑神经元损伤引起，表现为个体思维和语言表达能力退步、记忆衰退、同时情绪和行为也会随之产生变化等，影响患者的生活（图5–3）。概括来说，主要表现在以下几个方面。

（1）记忆力衰退：容易忘记近期的信息。比如反复多次问同样的问题；说过的话或做过的事扭头就忘。

（2）混淆时间或地点：可能忘记日期、季节等；有时也会忘记自己位于哪里，怎么来到这里。

（3）语言障碍：忘记熟悉事物的名称或者使用错误的名称；在谈话中不断重复自己的话语。

（4）判断力减退：逐渐失去正确的判断力，因此作出错误决策。比如冬季穿夏装。

（5）情绪、性格和行为变化：大多偏向负面情绪，沮丧、烦躁、焦虑不安等。

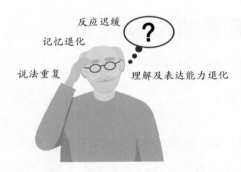

图5-3 老年痴呆早期症状表现

老年痴呆的"探照灯"——大脑PET成像

目前虽然对老年痴呆的机制有一定的科学研究基础，但还没有策略能够完全预防或治愈老年痴呆。只能通过早期诊断后采取多种方式延缓老年痴呆的疾病进程，改善确诊患者的症状表现。核医学大脑PET成像是一种非侵入性的评估大脑功能的影像学检查方式，有助于老年痴呆的早期诊断（图5-4）。

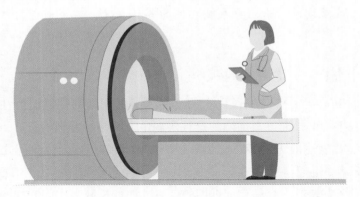

图5-4 核医学PET/CT仪器

以阿尔茨海默病为例，大脑海马区β-淀粉样蛋白（Amyloid peptide β, Aβ）在神经元细胞外积聚形成斑块，以及大脑神经元细胞内tau蛋白沉积形成缠结。β-淀粉样蛋白和斑块会干扰神经元细胞之间的信号传递，tau会使轴突的正常功能障碍。基于上述的脑部变化，核医学利用Aβ-PET成像、tau-PET成像、脱氧葡萄糖（FDG-PET）成像诊断阿尔茨海默病和监测其进展。

1. Aβ-PET成像：注射碳标记或氟标记的示踪剂，示踪剂进入大脑与β淀粉样蛋白结合并发出放射性信号。通过PET仪器探测信号形成图像，直观准确的反映大脑β淀粉样蛋白积聚情况。该方法可以提高诊断准确性，诊断轻度认知障碍或痴呆，同时，Aβ-PET成像还对轻度认知障碍向阿尔茨海默病的演变有一定的预测能力。

2. tau-PET成像：使用^{18}F标记的示踪剂，示踪剂被细胞摄取并与tau蛋白结合，经PET仪器"拍照"成像，反映大脑tau蛋白积聚情况。tau-PET图像中tau的积累与认知能力下降密切相关，且颞叶中tau蛋白的预测认知表现优于β淀粉样蛋白。因此可以依据tau-PET成像及其病理学跟踪阿尔茨海默病的早期症状发作的脑功能变化。

3. FDG-PET成像：FDG-PET成像通过评估大脑的葡萄糖代谢情况，反映神经元的活性和功能。由于神经元细胞间的信号传递受到干扰，细胞活动减弱，细胞摄取氟脱氧葡萄糖减少。该方法能够有效区分阿尔茨海默病和路易体痴呆，阿尔茨海默病涉及的脑部葡萄糖代谢减退区域范围比路易体痴呆广泛。

老年痴呆的"防火墙"

虽然年龄、家族史和遗传学是无法改变的因素，但可以改变一些生活中的危险因素以预防老年痴呆，降低老年痴呆的风险。包括活动、饮食、戒烟、社交等。

（1）活动：多种日常活动可以有效预防记忆力下降，比如打麻将、散步等。

（2）饮食：推荐地中海饮食模式、控制高血压饮食法。高蛋白质、高纤维、低脂肪的地中海饮食，有利于心脑血管健康、降低老年痴呆的发病风险，延缓老年痴呆的进展。

（3）戒烟：吸烟是痴呆的风险之一。

（4）社交：保持社交和精神活跃可能有益于大脑健康，降低痴呆的风险。

老年痴呆背后的守护者

《依然爱丽丝》通过爱丽丝和她家人的故事，展现了阿尔茨海默病患者及其家庭所面临的种种困境，以及他们在面对这种疾病时的勇气和坚持。主人公爱丽丝，事业有成、家庭幸福美满。然而，在她50岁时，被确诊为阿尔茨海默病。随着病情加重，爱丽丝逐渐失去生命中重要的一切，忘记自己的家人和朋友，甚至忘记自己的身份。但在家人浓浓爱意的陪伴和鼓励下，她的生活慢慢充满希望。假设代入爱丽丝家人的角色，我们可以为她做些什么呢？

（1）心理层面：首先，我们要学会接纳疾病，科学认识痴呆相关的知识，减少个人对痴呆的偏见。其次，要做好心理建设，正确认识与痴呆抗衡是一个道阻且长的过程，及时调节负面情绪和压力。同时，我们要帮助患者建立积极良好的心态，主动与患者交流，多鼓励和陪伴患者，疏导因痴呆带来的负面情绪。

（2）饮食层面：根据患者情况制订合理的饮食方案。针对进食困难的患者，我们要协助患者进食。

（3）生活层面：解决患者遇到的困难，协助患者完成日常生活活动。家里家外均要做好安全防护，家内避免受伤，家外避免走失。

（4）遵医嘱服药：通过提醒或喂药帮助患者按照医嘱规律服药。

火眼金睛识别脑卒中
——核医学脑血流灌注显像

一位儿子带着年迈的父亲到医院就诊，向医生描述着他父亲的病情。这位年迈的父亲有十余年的高血压病史，动脉粥样硬化病史3年，平时自服降压药，但血压控制不理想。半年前常常感到头晕、肢体麻木无力，不能拿举重物。大概1周前症状加重，出现讲话不清晰的症状，因此到医院就诊。初步进行头部CT扫描，但未见异常。继而进行核医学脑血流灌注显像，发现脑血流灌注局限性区域性降低，结合其他资料诊断为缺血性脑卒中。

大脑背后的"血雨腥风"——脑卒中

脑卒中（stroke），俗称"中风"，是一类脑部血管疾病，主要归因于长期存在的高血压、糖尿病、高胆固醇血症及抽烟等慢性因素。脑卒中包括两类，一类是由于脑部血管狭窄或堵塞导致血液无法流入大脑引起的脑组织供血不足，称为缺血性脑卒中、脑梗死；另一类是由于脑部血管突然破裂引起出血，称为出血性脑卒中。其中缺血性脑卒中是最常见的脑卒中类型，占我国脑卒中的69.6%～70.8%。

脑卒中作为严重威胁我国国民健康的主要疾病之一，具有发病率高、复发率高、致残率高、死亡率高和经济负担高的"五高"特点。但越早干预治疗，预后恢复效果越好，"五高"特点越无法体现。所以常说"抢救脑卒中，要抓住救治的黄金时间，早发现早治疗"。快速识别脑卒中是脑卒中患者急救生存的第一步，但往往由于未能有效识别脑卒中症状且及时拨打120急救电话，常常导致患者诊疗延误。以急性缺血性脑卒中为例，药物溶栓的最佳有效时间窗是3小时，部分患者在4.5小时，若错过最佳治疗时间，救治效果大打折扣。如何快速自查识别脑卒中，请记住两个口诀："中风120"和"BE FAST"，争取脑卒中患者更快进入急救生存链，尽早展开治疗。

1."120"口诀

"1"张脸：口角歪斜，脸部不对称。

"2"支胳膊：单侧胳膊无力，不能举起。

"0"（"聆"）听语言：言语表达不清晰。

若突然发生上述任意一个症状，立即拨打120。

2."BE FAST"口诀

"B"：Balance平衡。患者难以保持失去平衡，肢体动作不协调。

"E"：Eyes眼睛。突然视力发生变化，难以看清事物。

"F"：Face面部。请患者微笑或露出牙齿，口角歪斜，面部不对称。

"A"：Arms胳膊。请患者将双臂向前伸出并闭上眼睛，单侧胳膊无力。

"S"：Speech语言。言语表达困难，口齿不清或难以理解；能否准确重复简单句子。

"T"：Time时间。若突然出现上述症状，则存在脑卒中的可能性，请立即拨打120。

脑卒中诊断的"明灯"——SPECT脑血流灌注显像

中风识别早，预后效果好。"120"口诀和"BE FAST"口诀可以从症状方面帮助我们初步快速识别脑卒中。而当患者抵达医院后，医生需要借助辅助工具进一步确认脑卒中病情，为患者提供最佳治疗方案。SPECT脑血流灌注显像技术是结构影像和功能影像的结合体，既能清晰显示脑部形态结构，还能反映脑部血流灌注状况的变化。这项技术能够精准探查缺血性脑卒中的缺血位置及病灶范围，并且在检测缺血性脑卒中发生时间和缺血病灶范围上的敏感性优于CT，检测低灌注组织的敏感性优于MRI，为早期的缺血性脑卒中诊断提供了强大支持。

脑卒中主要由于大脑血液供应的异常变化。SPECT脑血流灌注显像技术正是基于发病机理，利用一种可以穿透血脑屏障且能够被细胞摄取的放射性示踪剂。这种示踪剂透过血脑屏障后进入细胞内部，其在细胞的分布状况与脑血流量呈现出正比关系。接着，通过SPECT设备探测放射性信号，再经过计算机转换处理，便可以显示大脑局部血流量的分布状态，精确反映局部血流灌注现状及大脑功能变化情况。因此SPECT不仅用于检测早期缺血病灶，还用于监测脑卒中患者的治疗效果和康复情况。

SPECT脑血流灌注显像检查前，我们需要做好哪些必要的准备工作呢？首先，准备检查的患者在相对安静、光照较暗的环境里视听封闭15分钟后，给患者静脉注射放射性示踪剂；等待30分钟后开始检查。检查过程中，待检查者仰卧在检查床上，SPECT仪器探测头贴近头部，旋转360°，最后由计算机处理数据，生成脑显像图。

那么，根据脑血流灌注显像技术得到的脑显像图，我们如何去观察大脑的哪些局部区域缺血呢？SPECT的检查结果与临床神经功能损伤及其疾病的严重程度相关。对于缺血部位的血流信号降低，呈现出低于正常脑组织的摄取量，在图像中展现出颜色较暗的色块。在此基础上，SPECT将脑灌注缺损划分为2个级别，可逆性功能损伤的血流灌注阈值、不可逆损伤及形态的流量阈值。介于2个阈值之间的称为"缺血半暗带"，即梗死灶中心区周围存在的一个血液低灌注区域。"缺血半暗带"中存在着大量能维持自身形态完整，但缺少能量供应而无法行使正常功能的神经元细胞，挽救这部分细胞是治疗的关键。如果血流量持续减少，"缺血半暗带"内的细胞死亡，则会转化为不可逆损伤。

脑卒中的"防护网"

未病先防

脑卒中说来就来？害怕脑卒中找上门？当然也没有这么吓人。控制好危险因素，脑卒中也是可以有效防控的（图5-5）。

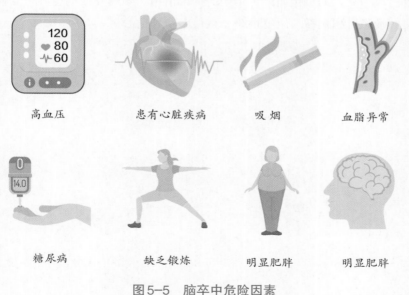

高血压	患有心脏疾病	吸烟	血脂异常
糖尿病	缺乏锻炼	明显肥胖	明显肥胖

图5-5　脑卒中危险因素

（1）科学的控制 "三高"：高血压、高血脂、糖尿病俗称 "三高"，是隐藏在脑卒中发病原因背后的 "佼佼者"。因此人们需要定期体检，及时发现血压、血脂、血糖是否异常。"三高" 人群定期监测数值是否异常，根据医生的指导正确用药，科学控制 "三高"。

（2）健康的饮食习惯：低脂低盐、规律饮食，避免暴饮暴食。

（3）良好的生活习惯：戒烟戒酒，保持情绪平稳。适当锻炼，劳逸结合，避免过度劳累。

（4）控制合适的体重：超重和肥胖者发生脑卒中的概率高于身体质量指数正常者。控制合适的体重有利于降低脑卒中风险。

病防复发

脑卒中具有复发率高、致残率高的特点。为了避免脑卒中的剧情再次上演，以及尽可能减少后遗症的发生，提高生活质量，我们需要加强脑卒中患者的健康管理。

（1）科学控制危险因素：应当遵医嘱用药，科学控制危险因素，如高血压、高血脂等。

（2）积极进行康复训练：不少人会认为经历脑卒中之后，患者应当静养休息。而医生的看法完全相反，病情稳定后应该尽早开展康复训练。

（3）心理疏导精神鼓励：部分因脑卒中致残的患者，会因身体功能障碍或担心自己成为家人的负担而产生卒中后抑郁情绪。家属要帮助患者树立积极的心态，鼓励患者积极参与康复训练，重拾希望和信心。

脑胶质瘤疗效的判读
——核医学代谢显像

一位50岁的男性坐着轮椅推开门到诊室就诊。他坐在轮椅上描述着自己的病情："大概2年前出现反复间断的头痛，当时没当回事儿。现在症状越发严重，肢体软弱无力，只好借助轮椅代步。"这句话刚结束，突然癫痫发作，手足抽搐，牙关咬紧，吓了医生一跳，症状大概持续了5分钟。医生根据症状识别为"癫痫发作"，立马采取相关救助措施。于是医生怀疑是脑部疾病并开具了相关的影像学检查等，最后确定为脑胶质瘤。

"大脑杀手"脑胶质瘤

脑胶质瘤是最常见的原发性颅内恶性肿瘤，由神经上皮胶质细胞和神经元细胞异常增殖导致。脑胶质瘤高发年龄在45～55岁，我国脑胶质瘤的年发病率为5/10万～8/10万，5年病死率在全身肿瘤中仅次于胰腺癌和肺癌。患者的存活时间与胶质瘤分级、治疗策略、术后康复护理等多种因素相关，及时诊断和治疗可以提高患者的生存率和生活质量。

脑胶质瘤的症状有哪些？根据发病位置和疾病类型脑胶质瘤的临床症状而不同，主要表现在脑内压力增高、神经功能和认知功能障碍、癫痫发作3个方面。常见的症状包括早晨起床时明显头痛、视力下降、喷射性呕吐、记忆力下降、肢体活动障碍、言语沟通障碍、性格精神发生改变等（图5-6）。

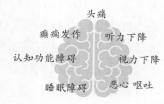

图5-6 脑胶质瘤症状

为什么会患脑胶质瘤呢？目前对于脑胶质瘤的发病机制尚未明确，但研究发现长期接受高剂量电离辐射、罕见综合征相关的遗传基因突变是2个危险因素，一定程度上增加患脑胶质瘤的概率。此外，亚硝酸盐食品、病毒或细菌等导致癌症发生的因素也可能增加胶质瘤的患病风险。

目前诊断脑胶质瘤的金标准是病理学检查，但病理学检查是有创检查，结果准确性受各种因素影响，或由于特定原因无法进行。那有没有更好的方法能够避免侵入性取材的同时，提供胶质瘤的相关信息呢？答案是"有"——它就是核医学代谢显像。

脑胶质瘤的"照妖镜"——核医学代谢显像

　　胶质瘤作为最常见的颅内恶性肿瘤，其病灶大小、肿瘤分级、肿瘤进展的识别诊断对患者的治疗方案和预后具有重要意义。核医学代谢显像根据恶性肿瘤细胞代谢旺盛的特点，利用放射性核素标记葡萄糖等分子或化合物作为示踪剂，这些示踪剂进入人体内将被肿瘤细胞高度摄取；然后采用PET/CT设备对示踪剂追踪与分析，获得肿瘤组织与正常组织的分布特点，显示病灶的形态结构和代谢功能，从而揭示机体的生理状况和病理变化，为脑胶质瘤的鉴别诊断、肿瘤分级分型、假性进展、治疗效果和疾病复发提供生物学信息。

1. 初次"照妖"——疾病诊断

　　脑胶质瘤的诊断、分级是制订治疗计划的重要信息。CT、MRI很难提供胶质瘤细胞代谢等分子水平的信息，核医学代谢显像则可以提供更多的肿瘤生物学信息。脑胶质瘤中，^{18}F-FDG、^{11}C-蛋氨酸（^{11}C-MET）异常聚集在肿瘤细胞内，且摄取程度与脑胶质瘤的恶性程度和预后相关。不同级别脑胶质瘤的PET/CT代谢显像特征各异。^{18}F-FDG PET/CT显像中，低级别脑胶质瘤的代谢活性一般低于正常脑灰质，而高级别胶质瘤的代谢活性可接近或高于正常脑灰质。与^{18}F-DG相比，^{11}C-蛋氨酸对胶质瘤的检出率和准确性更高、等级评估能力优于^{18}F-FDG，病变区域和正常脑组织具有更明显的对比度。但也有文献报道，Ⅱ级和Ⅲ级胶质瘤之间的摄取量缺乏统计学差异，所以可能无法区分低级别胶质瘤和高级别胶质瘤。

　　诊断胶质瘤的同时，鉴别诊断也很重要。脑内许多占位性病变与脑胶质瘤具有相似的影像学特征，导致影像学诊断脑胶质瘤面临巨大挑战。如常规的CT和MRI影像学检查无法鉴别诊断原发性中枢神经系统淋巴瘤、高级别脑胶质瘤与脑转移瘤时，^{18}F-FDG PET/CT对两者的鉴别诊断具有非常高的准确性，最大化标准摄取值呈淋巴瘤、高级别脑胶质瘤、脑转移瘤逐渐降低的趋势。此外，其他氨基酸类示踪剂，如^{11}C-MET-PET/CT，也可以区分淋巴瘤和脑胶质瘤。

2. 再次"照妖"——疾病复发

　　胶质瘤患者治疗随访过程中出现复发迹象则表明预后不良，因此经过治疗的患者需要持续的随访实现复发的监测。PET/CT是反映病灶代谢的分子影像学技术，是诊断胶质瘤的重要工具。PET/CT在复发胶质瘤诊断性能方面，敏感性和特异性优于MRI。FDG在肿瘤复发病灶中摄取代谢异常增高，经放射治疗后的坏死病灶则会呈现为FDG低摄取或无摄取。MET同样在肿瘤复发病灶中呈高摄取，放射性坏死组织摄取与正常组织类似，且不受炎症的影响。FET在复发病灶中同样异常增高，在诊断标准放疗6个月后的复发胶质母细胞瘤中具有重要价值。

3."降妖伏魔"——疗效监测

根据胶质瘤的类型，制订针对性的治疗方案，但治疗后效果如何，则需进行疗效监测，核医学代谢显像又可派上用场，评估胶质瘤患者的疗效。尤其是氨基酸代谢显像可以有效鉴别脑胶质瘤治疗过程中的假性进展，因为肿瘤组织中氨基酸摄取增加，但在辐射诱导区内氨基酸的摄取较低或不存在。^{18}F-乙基酪氨酸（^{18}F-FET）PET/CT在区分放疗后的典型（12周内）和晚期（12周后）的假性进展和真正肿瘤进展的诊断准确性高达85%。此外，在^{125}I粒子近距离放射治疗6个月后，FET PET/CT可以较好地区分复发高级别胶质瘤患者的疗效与肿瘤进展，并预测患者的预后。

对付脑胶质瘤的"武器库"

脑胶质瘤不是不治之症。低级别脑胶质瘤大部分能通过手术治疗达到很好的治疗效果，其中Ⅰ级脑胶质瘤可以痊愈。即便是高级别脑胶质瘤，也可以通过系统性治疗延长生存期。治疗方法多种多样，但具体的治疗方法要综合考虑个体情况，制订最佳治疗方案，达到最佳治疗效果。

（1）手术治疗

手术治疗是首选的方式，指南推荐最大范围进行安全切除肿瘤，同时尽可能保护神经功能。尤其对于低级别脑胶质瘤患者而言，通过手术治疗将肿瘤完全切除，对降低肿瘤复发率和患者病死率有非常重要的作用，可延缓疾病的进展，提高患者的生存期。

（2）放射治疗

对放射治疗比较敏感的脑胶质瘤，或者对术后辅助治疗的高级别脑胶质瘤，可以采用放射治疗。进行放射治疗前，应该把控放疗区域的范围，并根据患者的自身情况制订合适的放疗计划。对于高级别脑胶质瘤患者而言，术后尽早开始放射治疗能够有效延长患者的生存期。

（3）化学治疗

化疗是通过化学药物杀伤肿瘤细胞，从而延长脑胶质瘤患者的生存时间。根据患者的情况制订化疗方案，手术治疗后尽早开始化疗，以获得最佳治疗效果。

（4）电场治疗

肿瘤电场治疗是将电场片贴在头皮上，通过电场变化持续干扰肿瘤细胞的增殖和生长，从而发挥抗肿瘤作用，延长患者生存期。

（5）系统性治疗

针对患者的脑胶质瘤病理类型和患者的功能状态评分选择多种方案综合治疗，如术后放疗化疗同时进行。

上面的"武器库"可以帮助患者有效的对抗脑胶质瘤，但是胜利后不可轻敌，仍需要随时探查敌情，尽早发现脑胶质瘤再次进攻的苗头并将其扼杀。因此，随访是脑胶质瘤患者术后不可缺少的环节。脑胶质瘤级别不同，定期随访复查的时间也不相同，应根据患者脑胶质瘤的级别选择不同的随访方案。

抑郁有多深
——核医学帮你来探查

在我们的日常生活中，很多人对抑郁症的理解过于片面和简化，常常误以为"抑郁不过就是有些沮丧或忧伤而已，没什么要紧的"。"抑郁"一词甚至成为生活中脱口而出的流行语，并未引起大家的关注和重视。诸如，有人说"想到明天又将迎来新的工作日就抑郁"；有人说"我近期被生活中的琐碎之事所困扰，情绪低沉，感觉自己深陷于抑郁困境之中"；亦有人云淡风轻地说"哪儿有什么抑郁呀，抑郁只不过是个人思虑过多罢了。人生嘛，想开点就好咯"。然而，事实上，并非每个自认为情绪低落的人都患有抑郁症。这些因生活挫折、精神压力等出现短暂的伤心、难过、情绪低落等负面情绪，大多是个人对外部环境变化所产生的情感反应的体现，是能够调整恢复的。然而，如果长时间持续情绪低落、兴趣缺乏也许不是简单的情绪问题，并不是"想开点"就能解决的，而是藏匿在背后的抑郁障碍，即抑郁症。

黑暗中的迷雾——抑郁症

抑郁症是常见的情感障碍疾病，据估计2022年全球大约2.8亿抑郁症患者，且患病率呈逐年增长的趋势。它是由各种原因引起的显著的持续的情绪低落、兴趣缺乏、注意力不集中、睡眠障碍等为主要症状的疾病。无论是日常生活中，还是工作、学习场合，抑郁症将会产生不同层次的影响，对个体的生理和心理健康构成威胁，在某些情况下可能诱发自杀事件。但人们对抑郁的错误认识及忽视，导致大部分抑郁症患者未得到诊断和治疗。调查显示，截至2021年，我国抑郁症的治疗率、充分治疗率分别是9.5%和0.5%，临床诊疗情况有待进一步改善。

在抑郁症的诊断中，准确评估患者的严重程度至关重要。传统的评估方法主要依靠临床医生的经验和细致观察，但这种方法存在较强的主观性和不确定性。而核医学技术则能够通过检测大脑的代谢和功能活动，为医生提供更客观、准确的评估指标。例如，PET扫描可以测量脑部葡萄糖代谢率的变化，从而反映出抑郁症患者的神经元活动水平。所以，核医学在抑郁症严重程度诊断方面的应用价值备受关注。

照亮黑暗的光明——核医学显像

核医学显像技术通过检测放射性核素标记的葡萄糖、氨基酸，及某些神经递质的变化，获得脑局部血流、葡萄糖代谢、受体分布等信息，从而得到脑部代谢和形态结构的变化，对抑郁症的诊断、治疗效果预测和评估具有很好的应用价值。那么核医学在抑郁症的诊断中如何发挥作用呢？

1. 脑血流灌注显像

SPECT/CT是SPECT和CT的融合成像方式，利用放射性示踪剂（如^{99m}锝–乙基半胱氨酸二聚体，^{99m}Tc–ECD）提供全脑及局部血流量分布特征。抑郁症的严重程度与额叶局部血流量降低呈正相关，抑郁量表评分越高，局部血流量越低。在难治性重度抑郁症中，脑血流灌注显像结果与发作次数、抑郁持续时间的负相关关系比脑代谢显像更为显著。除了诊断抑郁症的严重程度，^{99m}Tc–ECD也可以用于抑郁症治疗效果的评估。与选择性5–羟色胺再摄取抑制剂治疗方案有积极反应的重度抑郁症患者相比，无反应的重度抑郁症额叶局部脑血流量水平较低。

2. 脑代谢显像

抑郁症严重程度与神经细胞能量摄取利用的改变息息相关，^{18}F–FDG（氟18–氟脱氧葡萄糖）PET/CT可以提供全脑及局部代谢功能的变化情况。抑郁症患者前额叶的葡萄糖摄取值降低，降低程度与抑郁症密切相关。复发抑郁症患者的代谢功能障碍比首发患者更加明显，暗示复发患者的脑部功能损害更为严重。当然，脑代谢显像也可用于评估治疗效果，左侧前额叶葡萄糖代谢增加表示临床疗效好。

3. 脑受体显像

脑受体与神经递质结合并传递信息，脑受体显像能够用于检测脑内特定受体的分布和功能。脑受体显像中，放射性示踪剂能够与脑内特定的受体结合形成放射性标记物，通过核医学设备（如PET扫描仪）进行成像，观察放射性标记物在脑内的分布情况，医生可以了解脑内特定受体的分布和功能。

5–羟色胺是大多数抗抑郁药的治疗靶点，通过增加5–羟色胺来改善抑郁症状。示踪剂通过靶向与5-羟色胺受体特异性结合，能够展示中枢神经系统的5-羟色胺浓度和受体数量，对抗抑郁药物治疗效果评估有一定的应用价值。局部较低的5-羟色胺转运蛋白和广泛较高的5-羟色胺受体可以为抑郁症自杀行为的预判提供参考。

多巴胺系统的功能障碍与抑郁症的病理生理相关，如快感缺失和精神萎靡等症状。通过其受体密度的信息可以间接提供多巴胺的信息，从而衍生 DA_1 受体、DA_2 受体和 DA 转运体显像。研究发现，抑郁症患者纹状体 DA_1 受体密度下降；颞叶 DA_2 受体密度增高；纹状体 DA 转运体密度增高。

全方位守护心灵健康

（1）安全风险管理：抑郁症患者终身自杀率较高，因此安全风险管理是非常有必要的。家属要随时关注患者的精神状态，监测患者的自杀风险及疾病发展情况。

（2）生活方式管理：保持良好的生活规律，提高患者的生活质量，如定期锻炼、健康饮食、情绪管理。

（3）药物治疗管理：主要目标是实现症状的控制和降低复发的风险，最终回归社会及生活。服用药物期间，鉴于抗抑郁药的不良反应，需要定时随访监测生理指标等。同时对患者和家属进行知识宣教，提高患者的治疗依从性。

（4）心理健康教育管理：心理健康教育、心理治疗和社会支持对抑郁症非常重要。可以帮助患者调节负面情绪和心理行为问题，调动积极性和主动性，逐渐改善相关症状，回归社会。

第六章

强大的功能检查

——核医学与传统影像的本质区别

揭秘传统影像难以捕捉的秘密
——核医学功能显像的卓越之处

在医学影像学领域，传统影像技术如X线、超声、CT和MRI等在疾病诊断和治疗中发挥着重要作用。然而，这些传统影像技术往往只能提供解剖或结构信息，对于一些微小、动态的生物过程常常难以捕捉。核医学功能显像技术以其独特的优势，能够补充传统影像技术的不足，揭示一些难以察觉的生理和生化过程。所以，首先来认识一下什么是核医学功能显像。

核医学功能显像的原理

核医学功能显像是一种利用放射性同位素标记的化合物或药物，通常为葡萄糖、蛋白质或受体配体等，引入人体后，不同组织和器官会根据生理状态进行选择性摄取，而这些放射性同位素会发出γ射线或β射线，利用特殊的探测器可以捕捉这些辐射，并以图像形式反映脏器或组织血流、功能、代谢等情况的一种功能代谢显像方法。通过对这些图像的分析，医生可以了解器官或组织的功能和代谢情况。

核医学功能显像主要是利用放射性核素标记的分子探针，在体内探测和追踪目标分子的分布和动态变化。这些分子探针通常与生物分子（如葡萄糖、蛋白质、多巴胺等）特异性结合，以便准确地反映器官或组织的生理状态。核医学功能显像技术具有以下优势。

（1）分子水平显像：核医学功能显像能够直接探测和显示器官或组织的生理和生化过程，提供在体分子水平的信息，这是传统影像学方法难以实现的。

（2）无创性：核医学功能显像是一种非侵入性的检查方法，患者无须进行手术或穿刺等有创操作，减轻了患者的痛苦和风险。

（3）定量分析：核医学功能显像能够提供定性和定量分析，对目标分子的分布、数量和动态变化进行精确测量，如局部器官的血流、代谢等参数。这些定量数据可以帮助医生更准确地评估病情和治疗效果。

（4）早期诊断：核医学功能显像能够敏感地检测到器官或组织的早期病变，有时在传统影像学方法尚未显示异常时就能发现潜在的病变。这对于早期诊断和治疗疾病具有重要意义。

（5）反映功能信息：核医学功能显像不仅能够显示器官或组织的形态学变化，还能够提供功能和代谢信息，对于疾病的诊断和治疗具有重要意义。

（6）全身成像：核医学"功能"显像可以进行全身成像，提供全身各部位的功能信息。这对于发现疾病的全身性病变具有重要意义。

核医学"功能"显像的临床应用

（1）内分泌系统：甲状腺显像是核医学"功能"显像在内分泌系统中的应用之一。通过注射放射性同位素标记的碘，可以评估甲状腺的功能和形态学异常。此外，核医学还可以用于评估糖尿病、肥胖等疾病的功能和代谢异常。

（2）肿瘤诊断：核医学"功能"显像在肿瘤诊断中具有重要应用价值。例如，18-氟化脱氧葡萄糖（^{18}F-FDG）PET显像可以用于寻找肿瘤病变部位，特别是对于一些CT和MRI难以发现的肿瘤。此外，PET显像还可以用于评估肿瘤的治疗效果和预后。

（3）骨骼系统：骨显像是核医学"功能"显像在骨骼系统中的常用方法。通过注射放射性同位素标记的化合物，可以检测骨骼系统的异常，如骨折、骨肿瘤等。此外，骨密度测定可以评估骨质疏松症等疾病的风险。

（4）心脑血管疾病：心肌灌注显像是核医学"功能"显像在心脑血管疾病中的应用之一。通过注射放射性同位素标记的化合物，可以评估心肌缺血和心肌梗死的范围和程度。此外，脑血流灌注显像可以用于诊断脑缺血和脑梗死等疾病。

（5）神经系统疾病：核医学功能显像在神经系统疾病诊断方面具有显著优势。例如，多巴胺转运体（DAT）成像可用于帕金森病等神经退行性疾病的诊断和病情监测。DAT显像能够显示多巴胺能神经元的丢失情况，反映疾病的严重程度和进展。此外，正电子发射断层扫描（PET）技术可用于探测阿尔茨海默病患者脑内的β淀粉样蛋白沉积和神经炎性反应。

（6）免疫系统疾病：核医学功能显像在免疫系统疾病诊断方面也具有重要价值。例如，炎症显像是通过注射放射性核素标记的示踪剂来观察炎症细胞的数量和分布情况，从而诊断炎症性疾病如关节炎、肠炎等。此外，针对免疫分子的核医学显像技术还可用于评估免疫系统的功能状态和治疗效果。

（7）药物研发与疗效评估：核医学功能显像还可用于药物研发和疗效评估。例如，药物代谢显像是通过注射放射性药物来观察药物在体内的吸收、分布、代谢和排泄情况，从而评估药物的疗效和安全性。此外，针对生物分子的核医学显像技术还可用于监测药物治疗对生物分子的影响，为药物研发提供重要信息。

核医学检查的注意事项

（1）告知医生病史和用药情况：在进行核医学检查前，患者应告知医生自己的病史和用药情况，以便医生评估是否适合进行该项检查。

（2）停止使用某些药物：在进行核医学检查前，患者应停止使用某些药物，如利尿剂、甲状腺药物等，具体停药时间应遵循医生的建议。

（3）遵循饮食和运动要求：在进行核医学检查前，患者应遵循医生要求的饮食和运动安排，以确保检查结果的准确性。

（4）穿合适的衣服：在进行核医学检查时，患者应穿合适的衣服，以便于进行检查。

（5）保持平静状态：在进行核医学检查时，患者应保持平静状态，避免剧烈运动或情绪激动，以免影响检查结果的准确性。

（6）配合医生进行检查：在进行核医学检查时，患者应配合医生进行检查，遵循医生的指示和要求。

此外，在核医学检查过程中，应尽量避免接触放射性物质，以免对身体健康造成影响。同时在进行核医学检查时，需要注意观察身体反应。如出现不适或异常反应，应及时告知医生。

糖尿病肾功能损伤的早期识别
——肾动态显像

　　一位中年男性因近期出现颜面部、双下肢浮肿情况，尿液中泡沫增多的情况去医院进行尿检，结果发现不仅尿蛋白阳性，肾功能也出现了下降的迹象，他非常惊讶，所以他来到医院，希望医生给他做个检查，判断一下到底是什么原因导致这种情况的发生。经仔细询问病情后，得知他患有糖尿病10多年，平时吃降糖药控制病情，但并没有严格监测血糖。

　　糖尿病是现代社会的常见病，其发病率呈逐年增长的趋势，发病年龄也在年轻化。除了血糖控制不稳定外，糖尿病还会引发一系列并发症，其中糖尿病肾功能损伤是最严重的并发症之一，严重影响患者的生活质量和预后，故糖尿病肾功能损伤的早期诊断和预防治疗尤为重要。首先让我们了解一些糖尿病肾功能损伤是如何发生发展的。

糖尿病肾功能损伤是如何一步步发生发展的

　　糖尿病肾功能损伤是由于糖代谢紊乱造成脂代谢障碍所致的肾微血管病变。其病理改变是肾小球毛细血管基底膜增厚，导致血管通透性增加，引起蛋白尿（很多长期糖尿病的患者会发现自己有泡沫尿）；毛细血管狭窄，部分闭塞；肾小球滤过率降低，引起肾小球硬化、肾功能损害（图6-1）。

　　糖尿病肾功能损伤一般可以分为5个阶段。

　　第一阶段：以肾小球的高滤过为特征，GFR（肾小球滤过率）增高，尿微量白蛋白阴性。这一阶段肾功能正常，且肾脏体积没有明显增大。

　　第二阶段：肾脏体积增大，尿蛋白量仍在正常范围，但尿微量白蛋白呈间歇性增高。

　　第三阶段：肾小球滤过率开始下降，以持续性微量白蛋白尿为标志。此时肾功能已出现了实质性的损害，损害基本达到一半。

　　第四阶段：出现临床蛋白尿，尿白蛋白测定持续阳性，肾功能损失已达到70%，肾功能的进展也比前两个阶段要快很多。

第五阶段：为肾功能不全期，表现为肾病综合征、高血压、视网膜病变及肾功能损害。

前三阶段为糖尿病肾功能损伤早期，肾脏血流动力学异常是此期的重要特点，表现为高灌注状态，若不积极防治，会导致病情的进展。该如何监测糖尿病肾功能损伤？肾动态显像在这方面发挥着其独有的优势。

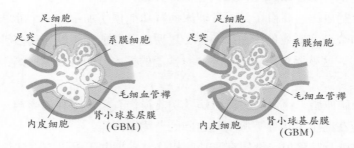

图6-1　正常肾脏（图A）和糖尿病肾病肾脏形态（图B）

图注：糖尿病肾病肾脏结构改变包括肾小球基底膜增厚，足突融合，足细胞脱落，系膜基质扩张

肾动态显像在糖尿病肾功能损伤早期识别中的应用

肾动态显像是一种核医学影像学技术，包括肾血流灌注显像和肾实质功能动态显像两部分。其原理基于放射性同位素的选择性累积和排泄特性。通过向患者体内注射放射性药物（常用 ^{99m}Tc–DTPA）后，用SPECT/CT扫描、记录药物在双肾的摄取、分布、排泄情况，既可以显示双肾位置、大小及功能性肾组织形态，也可以准确观察肾脏的血流量、肾单位对示踪剂的排泄情况及肾功能的动态变化。

糖尿病肾功能损伤是由于长期高血糖状态导致肾小球和肾小管的损伤而引起的。早期的糖尿病肾功能损伤常常没有明显的临床症状，但通过肾动态显像可以发现一些亚临床的改变，有助于早期诊断和干预。肾动态显像可以提供有关肾脏血流灌注、滤过率和分泌功能的定量信息，从而可以帮助医生早期发现糖尿病肾功能损伤，并且对病情进行监测和评估治疗效果。

糖尿病肾功能损伤能治疗吗？

糖尿病肾功能损伤强调早期预防和早期治疗。一旦出现糖尿病肾功能损伤的情况，要及时接受治疗，遵从医嘱，更加严格地进行自我管理，积极控制血糖、血压、血脂。只有这样，才能最大限度地延缓肾脏的病变进展，具体包括以下几点：

（1）控制血糖。糖尿病肾病变的发生受多种因素影响，其中高血糖是极其重要的因素。大量临床和动物实验证明，良好的血糖控制可明显减少糖尿病肾病变的发生，主要措施包括饮食治疗和药物治疗。同时应规律性的进行血糖监测并把结果及时反馈给医生以便调整治疗方案。

（2）控制血压。高血压是诱发糖尿病肾功能损伤加重的一个非常重要的因素，临床研究证实有效的降血压治疗，可明显预防或延缓糖尿病多种慢性病的发生和发展。这就要求患者严格控制对钠盐的摄入，同时戒烟戒酒，适当的运动以减轻体重。

（3）控制血脂。高血脂对糖尿病肾功能损伤有极其不利的影响，若发现血脂偏高，应在医生的指导下服用降血脂的药物以纠正。

（4）透析及肾移植。糖尿病肾功能损伤终末期并不是没有办法治疗，仍然可以进行腹膜透析、血液透析及肾移植。

"糖友"该如何预防并发肾功能损伤？

（1）应重点筛查高风险人群

年龄≥45岁，超重、肥胖者；有糖尿病家族史者；有高密度脂蛋白胆固醇降低和（或）高三酰甘油血症者；有高血压和（或）心脑血管病变者等都应该定期进行健康体检关注血糖、血压、血脂等指标。

（2）身体各项指标的自我管理

积极控制高血压，高血压不仅在糖尿病肾病患者中常见，并且还是加速肾脏损伤的重要因素；合理控制血脂，高血脂也是加重心血管疾病和肾脏损伤的重要原因；降低尿蛋白水平，糖尿病肾病的尿蛋白量早期比较不明显，但是确实对肾脏伤害的重要原因。

（3）生活饮食方面的注意事项

糖尿病肾功能损伤的患者应避免高蛋白质饮食，严格控制蛋白质每日摄入量，摄入的蛋白质应以优质蛋白质为主；同时每日钠摄入量宜<90 mmol/d（氯化钠5 g/d，约一啤酒瓶盖盐）；戒烟或减少吸烟；长期规律运动，体重维持在正常值范围内；此外，务必在医生指导下合理用药。

常见"结石"的元凶
——甲状腺旁腺功能显像

一位老年男性患者因双侧腰部似刀绞样疼痛，到医院复查发现"双肾结石"（已于2年前行肾结石碎石术）。抽血化验血钙高，血磷低，甲状旁腺激素升高，判定为原发性甲状旁腺亢进症。因CT、彩超定位不明确，所以找到核医学科，想做一个甲状腺旁腺功能显像的检查，以便准确找到病灶的位置。

结石是一种常见的疾病，给患者带来了严重的疼痛和不适。然而，我们知道的是，结石并非是从空气中随意形成的。实际上，有些结石的形成与甲状腺旁腺功能亢进症有关。

甲状腺旁腺亢进与结石的关系

甲状旁腺，顾名思义就是长在甲状腺旁边的一群"小弟"。人体有2对甲状旁腺，分别位于甲状腺背面的中部和下部，分别称为"左/右上甲状旁腺""左/右下甲状旁腺"。甲状旁腺的平均大小为6 mm×3 mm×1 mm，平均重量为30～40 mg，形状如大豆，呈现棕黄色。一般上甲状旁腺的位置相对固定，而下甲状旁腺的位置则比较多变，有些人的下甲状旁腺甚至和中央区淋巴结长在一起。

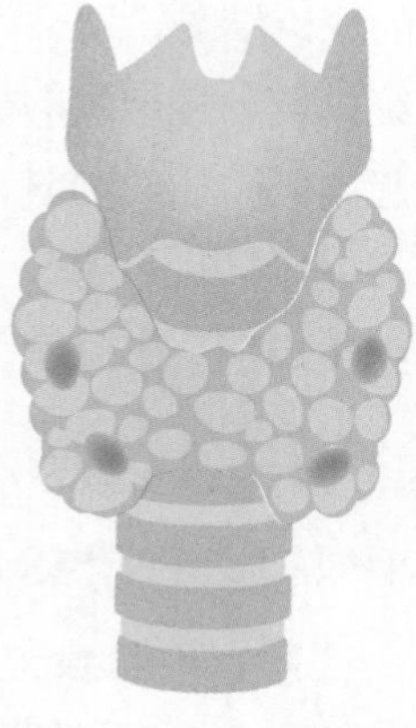

甲状腺旁腺是我们身体中的一个重要腺体，它分泌的甲状旁腺激素是调节机体内钙磷代谢、维持体内钙磷平衡的重要激素，主要影响骨骼和肾脏（图6-2）。因此，骨质疏松和肾结石患者要留意评估甲状旁腺功能。此外，甲状腺旁腺产生的甲状旁腺激素可帮助体内保持适量的钙水平，其方式有3种：它可以"告诉"骨骼释放一些钙；"告诉"肾脏保持更多的钙，不要从小便中将其排出；或者"告诉"小肠吸收更多的钙进入到血液当中。正常情况下，甲状旁腺激素能够维持体内钙离子浓度在正常的范围内，但是当其中至少一个腺体分泌过多

图6-2　甲状旁腺的位置图

的甲状旁腺激素，就会引起甲状旁腺功能亢进症（图6-3）。

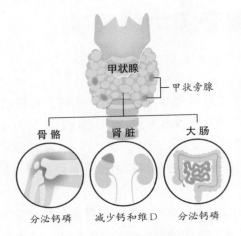

图6-3　甲状旁腺激素功能

甲状腺旁腺功能亢进症会导致甲状旁腺激素分泌过多，从而引起血清和细胞外体液的化学性紊乱，使体内钙磷平衡被打破，钙磷代谢异常，出现高钙血症、高钙尿症，而导致形成泌尿系结石的危险。当甲状旁腺素增加时，抑制肾脏的肾小管对磷的再吸收，使尿液中大量排磷，因而造成血清中磷含量降低的结果。而血清中钙、磷沉积在一定条件下要维持一个常数，因此，伴随血清磷的降低会引起血清钙含量的增高，从而引起高钙血症。过高的钙浓度会导致尿液中钙的沉积，尿液中出现结晶，堵塞肾小球，形成钙化斑，周围再聚集更多的尿液结晶，就会最终形成肾结石。此外，甲状旁腺激素可作用于人体骨骼系统，增加骨细胞的裂解，引起骨质脱钙及溶骨性改变，使血中钙含量增加，引起高钙血症。同时，甲状旁腺激素还能增加肠管内钙的吸收，使血中钙含量增加，尿钙排出增多，从而使结石的产生机会增高。甲状旁腺激素还可使骨基质糖蛋白的产生分解变化而游离于血清内，并增加基质在尿中的排泄，使结石易于形成。

甲状腺旁腺功能显像的原理与方法

通过甲状腺旁腺功能显像这一无创的检查手段，我们能够更好地了解甲状腺旁腺的功能情况，及早发现异常并采取相应的治疗措施。甲状腺旁腺功能显像是一种核医学检查方法，通过向患者体内注射放射性示踪剂，观察示踪剂在甲状腺旁腺组织中的分布情况，从而评估甲状腺旁腺的功能状态。常用的示踪剂有^{99m}Tc–MIBI和^{99m}TcO$_4^-$。这些示踪剂选择性地富集在甲状腺旁腺组织中，通过放射性仪器对示踪剂的活动进行检测和定量分析，可以获取甲状腺旁腺功能的相关信息。甲状腺功能显像的方法常用的有2种：

（1）^{99m}Tc–MIBI/^{99m}TcO$_4^-$减影显像法：利用^{99m}Tc–MIBI显影，可得到甲状旁腺和甲状腺2个腺体的合影。减去^{99m}TcO$_4^-$显像所得甲状腺影像，可以得到甲状旁腺显像。

（2）^{99m}Tc–MIBI双时相法：静脉注射^{99m}Tc–MIBI后，于15分钟和2～3小时采集早期和延迟显像进行对比诊断。常用的显像方法为双时相法，^{99m}Tc–MIBI可以被功能亢进的甲状旁腺组织摄取，同时也被甲状腺组织摄取，但^{99m}Tc–MIBI从甲状腺清除速率要快于甲状旁腺。随着时间延长，甲状旁腺摄取比值加大，因此进行早期显像和延迟显像，比较2次影像的变化就可以分析得到功能亢进的甲状旁腺影像。

甲状旁腺疾病引起的肾结石该如何治疗

对于甲状旁腺疾病引起的肾结石，如果结石引起梗阻，影响肾功能，需要优先处理肾结石问题，通常会采取手术治疗；如果结石还没有引起泌尿系统的梗阻，处理的原则是优先对功能异常的甲状旁腺进行切除，去除病因，再选择时机，解决肾结石问题。而对于不同类型的甲状腺旁腺功能异常其手术方式不同。

1. 原发性甲旁亢

是由甲状旁腺腺瘤、增生或腺癌引起。一般亢进的甲状旁腺只有1～2个，那么将这些亢进的甲状旁腺切掉即可。也可以通过射频消融针，将功能亢进的甲状旁腺给烧死，使之失去活性，达到和切除同样的效果，不良反应更小。剩余的甲状旁腺一般足够完整代偿，不至于产生低钙的现象。

2. 继发性甲旁亢

是由其他脏器病变引起低钙血症，刺激甲状旁腺使其增生分泌过多的甲状旁腺激素，常见于慢性肾功能不全、骨软化症、小肠吸收不良、血液透析等的患者。一般情况下，其所有的甲状旁腺都处于功能亢进的状态，所以需要明确原因，对因治疗。如果引起继发性甲状旁腺功能的原因可以消除，则甲状旁腺功能亢进多是可消退的。在消除病因后，针对结石可以根据结石的大小、位置和症状来选择合适的方法，如药物治疗、体外碎石等。如果引起继发性甲状旁腺功能的原因不能被消除，则需要切除全部甲状旁腺，同时应进行甲状旁腺种植，从而在一定程度上维持血钙浓度。

黄疸原因的侦查
——肝胆动态功能显像

电视剧《延禧攻略》中的五阿哥刚出生时全身发黄，连瞳孔都是黄色的，而"金瞳"在清朝被认为是不祥之兆，因此差点被高贵妃活埋在花园里了。宫廷里的太医们居然都不知道黄疸这个疾病。待到民间游医叶天士出场，这才诊断出五阿哥原来是患了病理性黄疸。

提到"黄疸"这个医学名词，大家可能都不陌生，这是新生儿所面临的第一重考验。不及如此，在临床工作中，我们还会经常遇到成人黄疸。那么，黄疸究竟是什么？到底是怎么造成的呢？

什么是黄疸？

黄疸的发生是由于胆红素代谢出现了问题，导致胆红素无法正常代谢和排泄，从而在体内积累过多，通常表现为皮肤、黏膜和巩膜的发黄。巩膜黄染常先于黏膜、皮肤被察觉，这也是因为巩膜含有较多的弹性硬蛋白，与胆红素有较强的亲和力有关。黄疸通常分为隐性黄疸和显性黄疸2种：当血清总胆红素在17.1 ～ 34.2 μmol/L，而肉眼看不出黄疸时，称为隐性黄疸或亚临床黄疸；而当血清总胆红素浓度超过34.2 μmol/L时，临床上即可发现黄疸，也称为显性黄疸。黄疸的出现通常意味着身体存在某种疾病或异常，需要及时就医进行诊断和治疗（图6-4）。

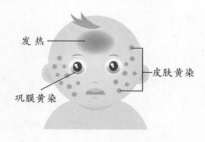

图6-4 黄疸的临床表现

黄疸是怎么引起的？

引起黄疸的病因主要有：溶血性黄疸、肝细胞性黄疸、胆汁淤积性黄疸和先天性非溶血性黄疸。临床上以前3类为常见，特别是肝细胞性黄疸和胆汁淤积性黄疸。

159

1. 溶血性黄疸

大量红细胞的破坏，形成大量非结合胆红素，超过肝细胞的摄取、结合和排泄能力，此外，由于溶血造成的贫血、缺氧和红细胞破坏产物的毒性作用，削弱了肝细胞对胆红素的代谢能力，使非结合胆红素在血中潴留，超过正常的水平而出现黄疸。常见于某些患者既往有输血史、溶血家族史、特殊药物服用史（如抗菌药物、降压药物等），或者某些感染如疟疾、梭状芽孢杆菌菌血症等。

2. 肝细胞性黄疸

肝细胞广泛病损时，对胆红素摄取、结合和排泄功能发生障碍，以致有相当量的非结合胆红素潴留于血中，同时因肝细胞损害和肝小叶结构破坏，致使结合胆红素不能正常地排入细小胆管而返回流入血液，发生黄疸。如大多数的急性或慢性肝炎就属于这一种类型。

3. 胆汁淤积性黄疸

胆汁淤积可分为肝内性和肝外性。肝外胆汁淤积又称为梗阻性黄疸，可由于胆总管结石、狭窄、炎症水肿、肿瘤及蛔虫等阻塞胆总管；肝内胆汁淤积主要见于毛细胆管型病毒性肝炎、药物性胆汁淤积、原发性胆汁性肝硬化、妊娠期复发性黄疸等。

4. 先天性非溶血性黄疸

是指由于先天性酶缺陷所导致的肝细胞对胆红素的摄取、结合及排泄障碍，临床上少见，大多发病于儿童期及青年期，有家族史。除极少数外，多数健康状况良好。做基因检测能明确诊断。

另外，还有一些假性黄疸，如过量进食含胡萝卜素食物或服用某些药物（如阿的平、新霉素等），可引起皮肤发黄而巩膜正常。老年人球结膜有微黄色脂肪蓄积，巩膜黄染不均匀，此时皮肤不黄染。所有假性黄疸者，血清胆红素浓度均正常。

肝胆动态功能显像的原理及应用

黄疸虽然是一种常见的临床症状，但其背后的原因却可能复杂多样。为了深入了解黄疸的原因，核医学技术——肝胆动态功能显像发挥了重要作用。肝胆动态功能显像是核医学中的一种检查方法，利用放射性核素示踪技术，动态观察肝脏和胆道的功能状态。该检查方法安全、无创，可以准确评估肝脏和胆道的功能，为黄疸原因的诊断提供重要依据。

1. 示踪剂的选择：在肝胆动态功能显像中，常用的示踪剂包括^{99m}Tc-EHIDA 和^{99m}Tc-MIBI 等。这些示踪剂可以被肝细胞摄取，并通过胆道排泄，从而反映肝脏和胆道的功能状态。

2. 检查过程：患者静脉注射示踪剂后，医生利用核医学显像设备连续观察肝脏和胆道的放射性分布情况。正常情况下，示踪剂在肝脏迅速浓聚，随后通过胆道系统逐渐排空。医生可以根据示踪剂的动态分布情况评估肝脏的摄取功能和胆道的排泄功能。

3. 结果解读：如果示踪剂在肝脏的摄取和胆道的排泄过程中出现异常，可能提示相应的病变。例如，示踪剂在肝脏的摄取减慢可能提示肝细胞受损；示踪剂在胆道的排泄延迟或受阻可能提示胆道梗阻。

发现黄疸如何治疗？

根据病因不同，不同类型黄疸的治疗方案也不尽相同。因此，黄疸的病因诊断至关重要，医生将根据患者情况进行针对性的治疗。

（1）去除病因：针对不同原因的黄疸，采取相应的病因治疗。例如，对于病毒性肝炎引起的黄疸，需要抗病毒治疗；对于胆道结石引起的黄疸，需要去除结石。

（2）药物治疗：使用药物来增加胆汁流量、降低胆红素水平、保护肝细胞等。例如，使用利胆药、保肝药、抗生素等。

（3）光照疗法：通过照射蓝光来加速黄疸的消退。这种方法通常用于生理性黄疸和病理性黄疸的治疗。

1. 换血疗法：对于严重的溶血性黄疸，需要进行换血治疗，以减少血清中的胆红素水平。

2. 饮食疗法：对于母乳性黄疸，可以采取暂停母乳喂养的方式，改用配方奶喂养，以减少母乳中胆红素的摄入。

同时，值得注意的是，黄疸患者在日常生活中需要注意饮食调理、适度运动、保持良好心态、定期监测病情、避免滥用药物、注意保暖及充足休息等。这些措施有助于促进身体健康的恢复。此外，如果出现病情加重或不适症状，应及时就医。

让幽门螺杆菌无处可遁——呼气试验

一位患者走进我的诊室，说道："医生，我最近一直嗳气打嗝，我去看了消化内科，消化内科医生建议我来做一个呼吸实验，查一查是不是幽门螺杆菌感染，让我来找您。这个检查做起来麻不麻烦，会不会痛啊？"

近年来，我国幽门螺杆菌感染呈高发趋势，感染人群逐年上升，人群普遍易感。那么，幽门螺杆菌究竟是什么？对人体有哪些危害呢？

幽门螺杆菌感染及其危害

幽门螺杆菌是一种革兰阴性杆菌，长 $2.5 \sim 4.0\ \mu m$，宽 $0.5 \sim 1.0\ \mu m$，菌体呈螺旋形、S形或海鸥状，常寄生在人体的胃黏膜上。

人是幽门螺杆菌的唯一传染源，主要藏在唾液、牙菌斑、胃和粪便里。传播途径包括口—口传播：共用餐具、水杯；胃—口传播：胃里反流到口腔；粪—口传播：随大便排出。可能感染幽

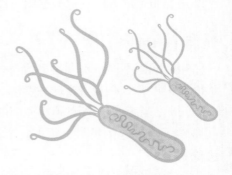

图6-5　幽门螺杆菌

门螺杆菌的途径包括：进食了被感染的水或食物，聚餐传播，接吻传播，母婴传播。

感染后，患者可能出现急性胃炎症状，包括腹痛、腹胀、恶心、呕吐等症状（图6-6）。长期感染可能出现慢性上腹疼痛、饱胀、不适、反酸、嗳气、晨起恶心等慢性胃炎症状，有些甚至会导致慢性胃炎、胃溃疡和胃癌等疾病的发生。此外，幽门螺杆菌感染者可能还会表现出乏力、脸色苍白等贫血症状，身上有出血点、瘀斑、肾功能损害的紫癜症状等，这是因为幽门螺杆菌感染还与不明原因的缺铁性贫血、特发性血小板减少性紫癜等疾病密切相关。因此，及早发现和根除幽门螺杆菌感染对于维护胃肠道健康至关重要。

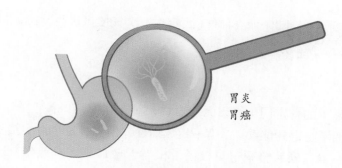

胃炎
胃癌

图6-6　幽门螺杆菌感染后的病变

传统检测方法的局限性

　　传统的幽门螺杆菌检测方法包括胃镜检查、血清学检测和粪便抗原检测等。这些方法虽然具有一定的准确性，但都存在一些局限性。例如，胃镜检查具有侵入性，会给患者带来一定的痛苦；血清学检测可能受到抗体交叉反应的影响，导致假阳性或假阴性结果；粪便抗原检测则需要采集患者的粪便样本，操作较为繁琐。因此，寻找一种简便、快捷且准确的检测方法成为当务之急。

呼气试验的原理与操作

　　呼气试验是一种基于患者呼出气体中碳-13或碳-14标记的二氧化碳来检测幽门螺杆菌感染的方法（图6-7）。其原理是：当患者口服含有碳-13或碳-14标记的尿素后，如果胃内存在幽门螺杆菌感染，这些细菌会将尿素分解为二氧化碳和水。随后，二氧化碳通过血液循环进入肺部，最终通过呼吸排出体外。在此过程中，如果检测呼出的气体中有被碳-13或碳-14核素标记的二氧化碳，即可判断存在幽门螺杆菌感染。2种检查均没有创伤，且准确性高（95%以上），是检测幽门螺杆菌的重要方法，但在具体的属性和操作中确实存在区别：

1.吹气次数不同

　　进行碳-13呼气试验时，受检者需在服药前、服药后30分钟各收集一个呼气样本，将两者分别进行检测并比较，但单次吹气时间短。这是因为机体内有1%左右的碳元素是同位素碳-13，检测时需减去。而生命体所含碳-14的量基本可视为不变的。因此，碳14呼气试验吹一次气便可进行检测，但单次吹气时间较长，为1～3分钟。

2. 放射性不同

碳–13是碳的稳定同位素，无放射性，对人体无害，各年龄段均可选用。碳–14是碳的不稳定同位素，具有一定放射性，但与日常生活中接受的辐射相比，一颗碳–14尿素胶囊辐射量极小，相当于吃16根香蕉或坐1.5小时飞机，远低于每人每天所受的背景辐射，对环境、被检测者和操作者几乎无辐射影响。除了孕妇、哺乳期女性和儿童外，2种尿素呼气试验的区别并不大，可根据自身情况选用。

3. 基准值不同

碳–13呼气试验的测定结果以超基准值DOB表示，DOB值>4，则判断为阳性。一般情况下，碳–14呼气试验的正常值为100以下，超过100即为阳性，但由于采用的测量设备、试剂可能不同，碳–14的检测值与正常值上限也不相同。有的厂家是50，有的是150，受检者遵照医生的指导即可，不必过度担忧。

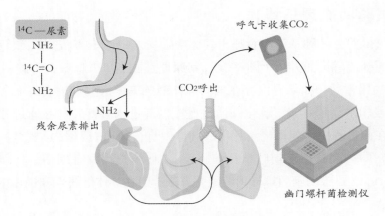

图6-7 呼气试验流程

幽门螺杆菌感染能治愈吗？

通过规范的根除幽门螺杆菌的药物治疗，幽门螺杆菌感染可以治愈。其治疗主要采用联合用药的方法，即四种药物同时服用——其中包含2种抗生素，抗生素的选择范围包括阿莫西林、克拉霉素、呋喃唑酮、四环素、左氧氟沙星等；一种抑制胃酸的质子泵抑制剂药物如奥美拉唑、雷贝拉唑、泮托拉唑等药物；一种含铋剂的胃黏膜保护剂。疗程一般为7～14天，根除率达90%以上。

除了药物治疗外，患者应养成良好的卫生习惯，预防再次感染和传染。具体措施包括以下几点。

（1）日常生活预防：养成良好的卫生习惯，饭前便后要洗手，保持口腔清洁，养成早晚刷牙、饭后漱口的好习惯，定期消毒杯具，定期更换牙刷。

（2）饮食预防：吃经过高温加热的熟食，吃瓜果时需洗净、去皮，避免喝生水，杜绝食用生肉。在集体用餐时建议实行分餐制、公筷制，避免接触感染。家长应给孩子吃细软的食物，避免将食物咀嚼后喂给孩子吃，以免增加感染幽门螺杆菌的机会。

（3）其他预防措施：如果家庭成员中存在幽门螺杆菌感染的病例，需要定期体检。此外，医院消毒不彻底的消化内镜也可引起幽门螺杆菌感染，所以医护人员需要做好消化内镜的清洁和消毒，避免引起交叉感染。在饮食上也需要进行调整，避免饮用浓茶、酒、咖啡等刺激性饮品，养成规律的饮食习惯，清淡饮食。情绪调理也很重要，患者需要保持愉悦的心情，注意劳逸结合。

高血压久治不降？PET新探针揭示原发性醛固酮增多症之谜

小明今年27岁，单位组织体检时发现血压偏高，随后每天都吃降压药和测血压来控制血压（图6-8），后来又因为头晕、浑身没劲去复诊，抽血检查发现轻度缺钾、醛固酮：肾素比值>30，且CT扫描发现左侧肾上腺结节，高度怀疑是原发性醛固酮增多症。

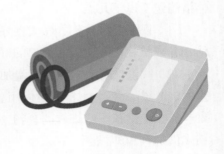

图6-8　血压仪

过去几十年，原发性醛固酮增多症一直被认为是少见病，在高血压人群中不到1%。随着诊断技术的提高，特别是血浆醛固酮与肾素活性比值（ARR）被用作原醛症筛查指标后，相当一部分血钾正常的原发性醛固酮增多症患者得以发现并确诊。首先，我们先来了解一下这个疾病。

原发性醛固酮增多症的定义与鉴别

醛固酮出生于肾上腺皮质球状带区，又因为后来从事保盐（保钠）工作，所以大家亲切地叫它盐皮质激素。醛固酮在肾远曲小管、集合管发挥着保钠保水、维持血容量和平衡水盐的作用，并一举成名，成为维持机体血压稳定的重要一员。

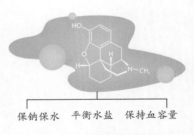

保钠保水　平衡水盐　保持血容量

图6-9　醛固酮的作用

原发性醛固酮增多症是因肾上腺皮质增生、腺瘤或癌肿引起自主性分泌过多的醛固酮，导致肾远曲小管和集合管对水钠的重吸收增加，对钾的排出增多，血容量增多，肾素-血管紧张素系统活性受抑的临床综合征。其典型症状是难以控制的高血压，可能伴有低钾血症和心血管并发症。相比于原发性高血压患者，原发性醛固酮增多症患者心脏、肾脏等高血压靶器官损害更为严重。因此，早期

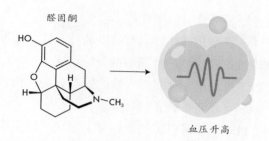

图6-10 原发性醛固酮增多症使血压升高

诊断和治疗至关重要。

原发性醛固酮增多症、库欣综合征和嗜铬细胞瘤都可以引起高血压，但是它们之间有一些鉴别点。

1. 发病部位：原发性醛固酮增多症的发病部位主要在肾上腺皮质的球状带；库欣综合征的发病部位多在肾上腺髓质，也可在肾上腺外的副交感神经节处；嗜铬细胞瘤的发病部位多在肾上腺髓质，也可在肾上腺外的副交感神经节处。

2. 病因：原发性醛固酮增多症主要由肾上腺皮质肿瘤或增生引起的醛固酮分泌过多；库欣综合征主要由肾上腺皮质分泌过多糖皮质激素引起，通常是由于垂体腺瘤、肾上腺肿瘤或异位分泌促肾上腺皮质激素瘤导致的；嗜铬细胞瘤主要由肾上腺髓质、交感神经节或体内其他部位交感神经末梢的嗜铬组织异常增生，引起儿茶酚胺（如肾上腺素和去甲肾上腺素）分泌过多。

3. 症状：原发性醛固酮增多症主要表现为高血压、低血钾和代谢性碱中毒等；库欣综合征主要表现为向心性肥胖、满月脸、多血质外貌等；嗜铬细胞瘤主要表现为阵发性或持续性高血压，并伴有头痛、心悸、多汗等症状。

PET新探针定位诊断原发性醛固酮增多症的原理及优势

然而，由于原发性醛固酮增多症的非特异性症状和体征较少，其诊断往往被忽视或误诊。一种新型的PET（正电子发射断层成像）探针定位诊断方法，可以帮助患者及时、准确地诊断和治疗原醛症。近年来，研究人员开发了一种新型PET探针——^{18}F-多巴胺（^{18}F-Dopa），可与原发性醛固酮增多症患者体内过多的醛固酮特异性结合，从而在PET图像上呈现出高亮度的信号。通过PET图像，可以定位并定量评估肾上腺皮质增生或肿瘤引起的醛固酮增多症。

PET新探针有诊断原醛症有以下优势。

（1）高度特异性：新型PET探针具有高度的特异性，能够与醛固酮受体特异性结合，从而准确地反映出体内醛固酮的分泌情况。

（2）无创性：PET技术是一种非侵入性的检查方法，患者无须进行手术或穿刺等有创操作，减轻了患者的痛苦和风险。

（3）定量评估：PET图像可以定量评估肾上腺皮质增生或肿瘤的大小和分布情况，为疾病的诊断和治疗提供更加准确的信息。

（4）指导治疗：通过PET成像，医生可以了解患者的病情和病变程度，从而制订更加个性化的治疗方案。同时，PET成像还可以监测治疗效果，为调整治疗方案提供依据。

（5）预后评估：PET成像不仅可以提供疾病诊断和治疗的信息，还可以评估患者的预后情况。通过观察PET图像的变化，医生可以判断患者的病情是否得到控制或恶化，为后续治疗提供参考。

原发性醛固酮增多症的治疗

原发性醛固酮增多症的治疗方法取决于其病因和患者对药物的反应，然后再选择是手术还是药物治疗。

对确诊的单侧原发性醛固酮增多症（如肾上腺腺瘤或肾上腺增生）患者，首选单侧腹腔镜下肾上腺切除术。手术切除肿瘤或增生的肾上腺组织可以有效地降低醛固酮的分泌，从而缓解高血压和低钾血症等症状。若患者不愿意或不能接受手术，采用药物治疗，如盐皮质激素受体（MR）拮抗剂。药物治疗主要是通过抑制醛固酮的合成和促进其代谢，以达到降低血压和纠正低钾血症的目的。常用的药物有螺内酯、阿米洛利、氨苯蝶啶等。

对确诊的双侧肾上腺病变导致的原发性醛固酮增多症患者，首选药物治疗如MR拮抗剂。同时，建议将螺内酯作为一线，依普利酮作为替代。

此外，对于一些特殊情况，如高血压合并自发性或利尿剂所致的低钾血症、高血压合并肾上腺意外瘤、早发性高血压家族史或早发脑血管意外家族史等高危人群，建议进行原发性醛固酮增多症的筛查（图6-11）。

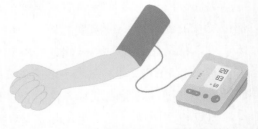

图6-11 原发性醛固酮增多症要注意高血压

原发性醛固酮增多症该如何预防?

（1）不要在户外长时间停留或反复出汗，防止虚脱，饮料补充时注意适当的盐分补充。

（2）心血管患者要在医生指导下用药，不可擅自更改药量和搭配，平时注意复查血电解质。

（3）当偶尔发生心慌气闷、肢体无力、抽搐和心律失常时，应尽快在家人的陪同下到医院就诊。

（4）心血管患者大都是老年人，需长期低盐低脂饮食，因此在饮食中要多食用一些钾含量高的食物，如瘦肉、绿叶蔬菜、香蕉、豆制品等。

第七章

无处不在的辐射

——如何正确应对

辐射多可怕
——揭秘核医学检查那点射线

"哎，医生建议我们进行核医学检查，但是听说核医学辐射很高呀，这对身体是不是很不好啊？"

"你听听这个检查的名字，肯定像核辐射一样可怕！"

"阿姨叔叔们你们理解错啦，这个检查中的射线可不是来源于核反应，辐射没有你们想象的那么高！今天，我将带你们深入了解核医学检查的辐射，让你们不再迷茫。请跟随我的脚步，一起揭开核医学检查的神秘面纱吧！"

在我们的日常生活中，辐射可能是一个令人担忧的话题，而且，对于接受核医学检查的患者来说，辐射的恐惧可能更加明显。本文将为您揭秘核医学检查中的辐射，帮助您了解其真实情况。

核医学检查中的辐射：我们为什么要担心？

首先，让我们了解一下什么是核医学检查。核医学是一种使用放射性物质来诊断和治疗疾病的医学领域。在核医学检查中，医生通常会使用一种特殊的机器，称为核成像设备，来生成身体内部的高分辨率图像。这些图像可以帮助医生诊断各种疾病，如癌症、心脏病和其他内脏问题。

那么，核医学检查中的辐射有多可怕呢？实际上，核医学检查中的辐射剂量是经过严格控制的，以确保患者的安全。医生会根据患者的体重、身高和年龄等参数来计算适当的辐射剂量。此外，核医学检查通常采用最先进的设备和技术，以最大程度地减少辐射剂量。

我们需要明白的是，核医学检查中的辐射并非洪水猛兽，它只是一种自然现象。辐射无处不在，我们每天都在接受来自大自然和各种设备的辐射照射。因此，对于核医学检查中的辐射，我们无须过度担忧。

尽管核医学检查中的辐射剂量较低，但仍然可能让人感到担忧。然而，我们需要了解的是，辐射并不总是有害的。在某些情况下，适量的辐射可以提供重要的医疗信息。例如，在核医学检查中，辐射可以帮助医生检测到体内的小肿瘤或了解心脏的功能。这些信息可能对患者的治疗和康复起到至关重要的作用。

为了确保患者的安全，核医学检查通常会在专业医疗机构进行，并由经验丰富的医疗团队指导。在检查期间，患者需要遵循医生的指示，并尽可能减少不必要的移动和呼吸。这有助于确保图像的质量和患者的安全。

总之，核医学检查中的辐射并不可怕。实际上，辐射在医疗领域中扮演着重要的角色，为医生提供了关于患者病情的重要信息。只要我们了解其工作原理和安全措施，就可以减少不必要的担忧。如果您需要接受核医学检查，请放心地与医生合作，并相信专业医疗团队的建议和保护措施。

核医学检查的辐射来源：核医学和常说的"核反应"有什么关联呢？

对于核医学这个学科来说，按照字面意思理解它的原理往往会引起患者的错误解读。提到"核"大家首先联想到的便是能产生致死辐射量的核反应。

核反应堆最基本的原理是原子核的裂变，在裂变过程中核反应堆会产生大量热能，从而人类有了大量可再生能源——原子能。但核反应的原料铀及裂变产物都有强放射性，会对人造成不可逆的伤害。

核医学检查中所谓的"核"指的是放射性核素，而非核反应。检查中医生使用放射性药物，如放射性碘、放射性锶等。这些药物与人体内的特定分子结合，核素进行衰变，在衰变过程中产生了α射线和β射线，也就是俗称的辐射（α射线的本质为带正电的粒子流，β射线本质为高速运动的电子流）。

通过收集释放出的辐射进行疾病的诊断和治疗。同时，放射性核素如钴-60和铯-137等，也可用于放射性治疗。这些放射性物质在体内产生辐射，但剂量非常低，对人体无害。

核医学检查的辐射剂量：安全且可控

核医学检查中的辐射剂量是经过严格控制的，以确保对人体无害。医生会根据患者的病情和身体状况，选择合适的检查项目和剂量。同时，医院也会配备先进的防护设备和技术，确保医护人员和患者安全。

核医学检查的优势：诊断准确、治疗高效

与传统的影像学检查相比，核医学检查具有独特的优势。它能够提供更全面、更准确的诊断信息，帮助医生制订更为精确的治疗方案。同时，核医学检

查还能与其他治疗手段相结合，提高治疗效果（图7-1）。

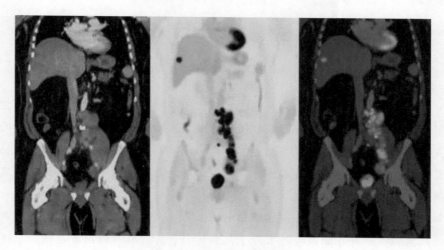

图7-1 核医学检查的示例

如何应对辐射恐惧：了解、信任与配合

面对核医学检查中的辐射，我们需要了解它、信任它并配合医生。了解辐射的原理和安全措施，信任医生的专业水平和技术能力，积极配合检查流程。只有这样，我们才能真正享受到核医学检查带来的便利和益处。

亲爱的读者朋友们，通过今天的文章，你是否对核医学检查中的辐射有了更清晰的认识呢？让我们一起放下心中的恐惧，积极面对核医学检查，共同迎接健康美好的未来！如果您有任何疑问或需要进一步咨询，请随时联系我们。让我们携手共进，为健康保驾护航！

谈核不色变
——居民环境辐射大统计

国民经济迅猛发展，居民的物质文化生活不断丰富，越来越多的人注意到辐射问题，事实上射线没有那么可怕，很多在生活中也无法绝对避免。人的一生或主动或被动都会接受很多辐射，那么，这些辐射来源于哪里呢？哪些辐射是无害的？哪些会对人体造成伤害？如何正确地看待生活中的辐射，正是我们必须要了解的事情。

首先我们来了解一下居民环境辐射的来源：

人类环境中存在的放射性来源于天然辐射和各种人工辐射源。概括来说居民环境辐射的来源和分类可分为五类：① 干净辐射：自然界中的光辐射和地磁辐射。② 日常生活：家庭装修材料，马路上的铺路石，建筑材料。③ 饮食水：氡、钾。④ 医疗保健：放射性治疗、检查。⑤ 人造强辐射：核武器、核电站。下面让我们展开来了解一下每种辐射的具体概念。

自然界中的辐射来源

（1）土壤中天然存在的辐射

土壤中自然就存在某些放射性物质，如碳、钾、铀、钍、铅和镭等，铀和镭可以分解为无色无味的放射性气体——氡。美国一项居民环境辐射调查研究显示，美国人平均吸入的放射性物质可以达到每年 2.28 mSv（228 mrem），这大约是其全年辐射总剂量的 73%，这些辐射主要来自氡。而通过食物摄取的放射量约为 0.29 mSv（29mrem）。这说明土壤中的放射性物质伴随着生物链、食物链不断地发生转移最终会以不同的形式辐射到人体上，正如图 7-2 所示。

（2）宇宙和地面的外部辐射

宇宙辐射是来自宇宙中的一种由恒星产生的具有相当大能量的带电粒子流、X射线和太空中产生的γ射线，它们可能会产生二次粒子穿透地球的大气层。生活中常说的紫外线也有辐射，但紫外线辐射由于能量较低，被归入非电离辐射，不被归入宇宙辐射。宇宙辐射历史上长期存在于我们的身边，我们也无法完全躲避。

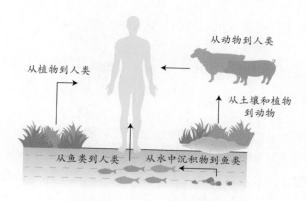

图7-2 食物中的辐射

（3）室内的氡

室外环境中的氡含量很低，一般没有危害。室内的氡也可能来自建筑材料，一些建筑材料可以释放低水平的氡。

日常生活中的辐射来源（图7-3）

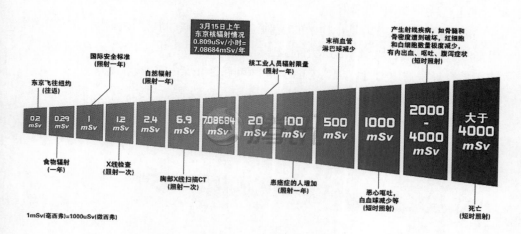

图7-3 放射线辐射剂量

（1）飞行

当人类在享受现代科技文明时就要承担一部分风险，例如乘坐飞机出行时我们每个人都会被辐射到，这是因为飞机处于高空中，空气会变得稀薄，飞机整体上会接受更多的来自太空的宇宙辐射。一次10小时飞行约承受0.03 mSv

辐射剂量，长途飞行机组人员可以在1年内再承受10 mSv。

（2）安检

安检扫描仪一次可以让人暴露在5 mSv的辐射环境中。每次通过该机器，负载就会增加5 mSv。

（3）抽烟

除了香烟烟雾中的毒素，香烟中还可能含有放射性物质——钋-210和铅-210。这是由于香烟中的烟丝都是植物根叶，植物在生长过程中会吸收土壤中存在的放射性物质，当吸烟者吸入香烟雾气时带放射性元素的物质会跟随气体进入人体内部对人体进行辐射损害。

（4）手机等电子产品

随着电子产品成为人们日常生活中不可或缺的一部分，很多人担心经常使用电子产品会增加辐射。电子产品的辐射属于电磁辐射，与核辐射完全不同。至今电磁辐射是否会对人体造成伤害，或造成怎样的伤害都还没有定性的说法，世界卫生组织将其归入可能致癌类别，但使用多了对眼睛确实会造成伤害。

（5）食物和水中的辐射

现在人们最担心的是食物中的辐射，与烟草类似，农作物在生长过程中也可能吸收土壤或者肥料中的放射性物质（或其衰变产物），严格来说，所有食物都具有轻微的放射性，因为它含有碳、氢和钾元素。

食物中的辐射含量非常低，完全无须担心。以香蕉为例，每天需要吃100根香蕉才能获得跟自然环境中等量的辐射（表7-1）。

表7-1　食物中的天然放射性

食物中的天然放射性		
食物	4 019 kBp/kg	22 688 Bp/kg
香蕉	130	0.04
坚果	210	37 ～ 260
胡萝卜	126	0.02 ～ 0.07
红肉	111	0.02
饮用水	1 000	0 ～ 0.006

医疗保健中的放射性

日常我们可以选择避免的人工辐射来源最多的也许就是医院中的放射性检查了，放射性检查现如今已成为西医诊断与治疗不可或缺的一部分，患者往往由于不完全了解，所以对其是又爱又害怕，但随着科技的发展，放射性检查仪器生产者始终把患者利益放在第一位，所制造出的机器在满足诊断需求的同时保证辐射剂量的最小化原则，此外伴随着检查与治疗，体外护具的使用也是将患者可接受的辐射剂量大大减少，实验表明合理的佩戴专业防辐射护具可以阻挡大部分射线进入正常器官。但我们在医院看病时还是要小心带有辐射标识的场所，要在医生专业指导下进行检查。常见的放射性检查有：

（1）CT（计算机断层扫描）：使用电离辐射从不同角度在身体选定区域内创建横截面（切片）图像。

（2）X线：X线机将X线束（一种电离辐射形式）穿过身体的一部分，以产生内部组织，比如器官，骨骼或牙齿的图像。

居民环境辐射的影响和危害

不论是自然辐射还是人工辐射在安全剂量范围内对人类不会有巨大的身体危害性。一旦超过就会造成有危害性的环境放射性污染。核辐射正是因为其穿透性强并且辐射剂量大才会对生命体产生一定的危害。这也就意味着，一旦发生大规模放射性元素暴露，那么与之相近的和周围的地区存在的一切生物生命体都会受到影响。一般来说辐射都能够对人体的血液造成一定的影响，这些影响往往会促使人类的生命体发生一系列的病变，动、植物也不例外（图7-4）。

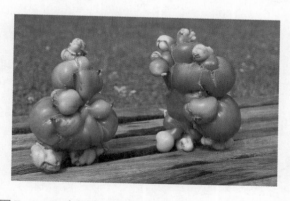

图7-4　日本福岛核事故后当地自然生长出的番茄

综上所述，我们应该了解到辐射无处不在，经常以不同的方式存在于我们身边，而且大多数是无法避免的，所以每个人应当加强对各种辐射的认知，面对辐射要树立正确的认知观，不能愚昧的一味躲避，也不能莽撞触碰剂量底线。

辐射发展史：从未知到应用的探索之旅

辐射是一个新型词汇，近些年来随着科学技术的发展，新型电子产品充斥着我们的日常生活，随着媒体总是大肆宣传生活中的辐射对人体会造成严重危害，造成了大家对辐射的了解处于一种盲目排斥的态度，但凡有某样物品被描述会带有辐射，那这些东西就会变成众矢之的。其实这样看待辐射是片面的，辐射只是一个总称，其种类是多种多样的，每个原理各不相同。

辐射，这个充满神秘色彩的物理现象，自其被发现以来，一直在科学界、医疗界和工业界引发了极大的兴趣。从天然放射性物质的发现，到各种辐射技术的应用，我们对辐射的理解经历了从无到有、从模糊到清晰的过程。本文将带您回顾辐射的发现历史、认识辐射的种类、理解辐射的特性、探索辐射的应用、认识辐射的影响。

天然放射性物质的发现

在科技尚不发达的19世纪，科学家们对自然界中的一些现象进行了探索和研究。其中，放射性物质的发现可以说是其中之一。然而，这个发现过程并不是一帆风顺的，而是充满了曲折和艰辛。

1895年，德国物理学家伦琴在研究气体放电和阴极射线的基础上，发现了X线。1912年，德国物理学家劳厄解开了"X"之谜，证明X线是一种波长很短的电磁波。而在X线的深入研究和应用基础上，终于迎来"放射性"的重大发现。

1896年，法国物理学家贝克勒尔在进行一些关于荧光物体的实验时，意外地发现了一些能够发出电光的物质。他发现这些物质在阳光照射下会发出强烈的电光，而在没有阳光的情况下则不会，后续发现铀盐具有放射性。这一发现引起了科学界的广泛关注，并开启了物理学的一个新领域。

随后，居里夫人和她的丈夫皮埃尔·居里开始进行更深入的研究。他们发现有些矿物质在没有任何外部刺激的情况下也会发出电光。经过大量的实验和探索，他们最终确定这些物质是天然放射性物质。

居里夫妇不仅发现了天然放射性物质的存在，还研究了其性质和作用机制。他们发现放射性物质会释放出3种不同的射线，分别是α射线、β射线和γ射线。这些射线各有不同的性质和能量，对物质的作用也不同（图7-5）。

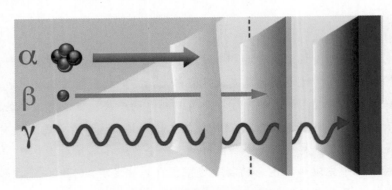

图7-5 三种射线的不同性质

这一发现不仅具有重要的科学意义，也为后来的核物理学和放射化学的发展奠定了基础。同时，居里夫妇的工作也为其他科学家提供了灵感和动力，推动了科学技术的不断进步和发展。

1899年，法国科学家安德烈·德拜耳尼发现锕，随后在1902年德国化学家弗雷德里奇·奥托、吉赛尔也独立地发现了该元素。

总之，天然放射性物质的发现是物理学和化学发展史上的一个重要里程碑。它不仅拓宽了我们对自然界的认识，也为我们提供了新的科研方法和手段，为未来的科技发展奠定了坚实的基础。

随着时间的推移，科学家们发现了更多的放射性元素，如镭和钋。这些元素的放射性被用来治疗疾病（如癌症），并被用于许多科学实验。

人造放射性元素的发现

随着科学技术的不断发展，人们开始尝试制造出新的放射性元素。1919年，卢瑟福成功地通过人工核反应制造出了氦原子核，这是人类首次合成人造放射性元素。同一时间下首次提出放射性半衰期的概念，证实放射性涉及从一个元素到另一个元素。此后，科学家们通过各种方法合成出了大量的人造放射性元素。卢瑟福的发现对世界发展具有极大的影响力，于1908年获得诺贝尔化学奖，其被世人称为"近代原子核物理学之父"。

辐射的种类

1. 根据能量高低，辐射可以分为电离辐射和非电离辐射。

（1）电离辐射：包括高能带电粒子（如电子、质子、中子）和电磁波（如X线、γ射线），能够破坏分子或原子结构。非电离辐射则主要包括可见光、红外线、紫外线等，其能量不足以破坏分子或原子结构。

（2）非电离辐射：包括有低能紫外线、无线电波和微波等。由于不从原子剥夺电子，因此正常情况下非电离辐射无害。

2. 根据传播方式，辐射可以分为电磁辐射和粒子辐射。

（1）电磁辐射：包括无线电波、微波、红外线、可见光、紫外线、X线和γ射线。

（2）粒子辐射：包括电子、质子、中子等带电粒子产生的放射性能量。

医用放射性仪器发展史

1. 自1895年11月8日德国物理学家伦琴发现X线后并于11月22日为夫人拍摄了一张手部X线照片，也是人类第一张X线影像。随后，X线被广泛地应用于对疾病的诊断和治疗，形成了放射诊断学和放射治疗学（图7-6）。

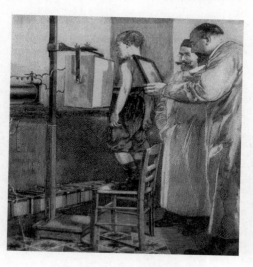

图7-6　早期X线影像

2. 1971年亨斯菲尔德（Godfrey N. Hounsfield）发明了第一台断层X线成像CT机，并于1979年获得诺贝尔医学或生理学奖。他将传统的X线的直接成像转变为间接成像，从而奠定了现在影像学的基础（图7-7）。

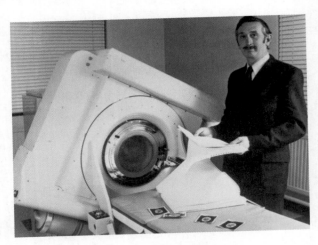

图7-7　X射线成像CT机

3. 1970年达马迪安（Raymond Damadian）博士领导了一个团队，创造了世界上第一台MRI扫描仪，被誉为"MRI之父"。1978年他创立了世界上第一家MRI公司，并于1980年出售了第一台MRI扫描仪（图7-8）。

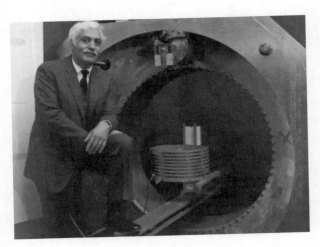

图7-8　MRI扫描仪

4. 20世纪70年代华盛顿大学Dr Ter-Pogosssian实验室的Hoffman、Pogossian和Phelps教授，历经十几年研发出了"PET"设备。终于在1998年将专用PET和螺旋CT组合成为一体获得了融合图像，并将第一台专用PET/CT原型机安Pittsburg大学医学中心，完成了真正意义上的功能与解剖影像的统一（图7-9）。

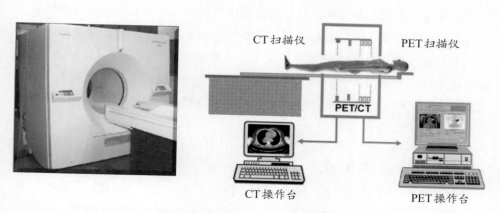

图7-9　世界上第一台PET-CT

21世纪的近代物理与放射性元素的发现历史表明，放射性元素的研究和应用已经成为现代科学中不可或缺的一部分。通过对放射性元素的研究和应用，我们不仅可以更深入地理解自然的奥秘，还可以利用这些元素的独特性质来解决人类面临的各种问题。未来，随着科学技术的不断进步和创新，我们相信放射性元素的研究和应用将会发挥更加重要的作用。

一面是上帝——辐射的民生应用

大千世界万物都具有两面性，祸兮福之所倚，福兮祸之所伏。放射性物质自从发现以来备受争议，虽然其有诸多弊端，但它造福于民的功劳是不可忽略的。时代在发展，科技在进步，提高生活质量：科技的发展带来了许多便利，如智能手机、互联网、医疗技术等，辐射的民生运用潜移默化地提高了人们的生活质量，促进了经济发展，提高了医疗水平，那么下面我们来具体聊聊辐射是如何造福于民的吧！

辐射的民生运用概述

辐射在各个领域都有着广泛的应用，包括工业、医疗、科研、通讯等。在工业领域，辐射可以用于材料加工、食品消毒等方面；在医疗领域，辐射可用于治疗疾病和进行医疗诊断；在科研领域，辐射可用于研究物质的性质和结构；在通讯领域，辐射则可以用于传输信息。

辐射在各个领域的作用

（1）食品包装消毒——紫外线杀菌技术：紫外线与红外线属于电磁波，是一种不可见光，其波长一般介于10～400 nm之间，而生活中常用的紫外线波长一般为240～280 nm。紫外线可以破坏细菌、病毒中的分子结构（脱氧核糖核酸和核糖核酸），所以在紫外线照射下的病毒生长性细胞被破坏，病毒无法正常生长，反之，起到杀菌消毒的作用。由于制造成本低廉，作用范围广泛，所以紫外线是目前较常用的空气消毒方法之一。

（2）在材料加工中，辐射技术可用于塑料焊接工艺。现在的焊接技术发展迅猛，目前最火的就是超声波焊接。

（3）辐射还可用于制备和检测新材料，如纳米材料。纳米材料结构特殊，其结构与性质有着密切的关系，要探测研究纳米新材料结构组成必须借用X射线对材料进行衍射反应，通过对衍射形成的不同花样进行分析，可以测定晶体结构和研究与结构相关的一系列问题。工程材料大多数都在晶体形势下进行加工研究，所以晶体X射线衍射法具有重大的应用价值。

（4）材料科学应用：放射性元素在材料科学中也有着广泛的应用。例如，通过对放射性元素的掺杂和改性，可以制造出具有特殊性能的材料，如高强度、高导电性的材料等。此外，利用放射性元素的辐射特性，还可以制造出各种新型材料和器件，如光电子器件、传感器等。

（5）放射线装置可以用于检测工程质量，α射线由于贯穿本领强，可以用来检查金属内部有没有沙眼或裂纹，所用的设备叫α射线探伤仪。

一面是地狱——辐射的危害

  21世纪是信息化时代，便捷高效的信息传递承载着人类发展的精华。信息的传递与接受完全依托于无线电技术的迅猛发展，随着一座座信号基站在世界的各个角落树立，我们看不到的电磁波辐射每分每秒穿梭于我们的身边，从前游子千里思故乡的乡愁在现在可转化为实时的视频聊天，从前的飞鸽传书变成无线电带着你的思绪以光速跨越千山万水回到故乡。人人都在享受科技发展带来的便捷，但遇到在小区附近搭建信号基站又是叫苦连天。作为一个处在科技不断发展，时代不断进步的现代人，我们更应该时时进行阅读学习，正确的看待生活中可能存在的威胁，不能谈虎色变，但也不能熟视无睹。这次我们就来聊聊辐射的危害，看看真正能伤害到我们的辐射到底在哪里。了解辐射的种类、来源及其对人类和环境的危害，对于保护我们的健康和环境安全至关重要。

辐射的种类和来源

  （1）电磁辐射：是由空间电荷移动所产生，任何交流电路都会向周围的空间发射电磁能量，属于电磁波的一种，主要包括宇宙线、X线、γ射线。一般来源于天然宇宙辐射，广泛存在于我们身边。电磁辐射中具有短波、高频率、高能量的电磁辐射，因为有很强的穿透性，并且可以破坏生物细胞，所以是危险的。

  （2）非电离辐射：电磁波的另外一种形式，主要包括紫外线、可见光、红外线和射频辐射，这一部分电磁波波形长、频率低、能携带的能量也很低，一般不会对生物体造成伤害。生活中主要来源于电器设备，如电磁炉、微波炉、电吹风机等，正常使用的家用家电在生产之际就会被严格把控各种指标，所以大家可以放心使用。

  （3）核辐射：主要来源于核反应堆、核试验及核废料处理等场所。

  （4）生物辐射：主要来源于放射性同位素在医药、农业和科学研究等领域的应用。

辐射对人体的危害

（1）皮肤损伤：夏日在没做好防晒的情况下，室外游泳的人容易产生皮肤发红蜕皮现象，这说明紫外线伤及肌肤。过度接触紫外线，会烧伤皮肤，甚至引起皮肤癌等。但我们不能完全脱离躲避紫外线，适当照射紫外线可以杀菌消毒，并且刺激我们的皮肤生成黑色素，而黑色素可吸收或反射紫外线，保护深部组织免受辐射损伤，特别是保护分裂活跃的基底细胞。

（2）眼睛损伤：接受过量的紫外线会引起老年性白内障，而且这种伤害是不可逆转的（表7-2）。眼睛之所以比较容易受到辐射伤害，主要是因为眼睛的晶状体能吸收较多的辐射能量。

表7-2　辐射对眼睛损伤

光谱范围	眼睛	皮肤
UVC　　　　　紫外线C（180 nm ～ 280 nm）	目眩/角膜炎	红斑（晒伤）加速皮肤老化
UVB　　　　　红外线B（280 nm ～ 315 nm）	目眩/角膜炎	红斑（晒伤）加速皮肤老化
UAV　　　　　紫外线A（315 nm ～ 400 nm）	光化学白内障	黑色素沉淀/光敏反应/皮肤晒伤
Visible　　　　可见光（400 nm ～ 780 nm）	视网膜光化学及热损伤	黑色素沉淀/光敏反应/皮肤晒伤
IRA　　　　　红外线A（780 nm ～ 1.4 μm）	白内障，视网膜灼伤	皮肤晒伤
IRB　　　　　红外线B（1.4 μm ～ 3.0 μm）	水晶体，白内障，角膜灼伤	皮肤晒伤
IRC　　　　　红外线C（3.0 μm ～ 1.0 mm）	眼角膜灼伤	皮肤晒伤

（3）内脏器官损伤：过量的辐射可以破坏人体组织的蛋白质、核蛋白和酶，从而导致内分泌系统的紊乱。辐射还会影响人体吸收糖类（碳水化合物）的效率，增加肝脏中糖的排出量，这些辐射所导致的种种变化，会导致头痛、头昏、恶心、呕吐、白细胞下降，发生贫血等症状。辐射还能加速衰老过程，

导致脏器萎缩、毛发变白、晶体混浊、微小血管的内膜纤维增生、细胞染色体畸变等，都能促进早衰。

（4）细胞变异和癌症风险：孕妇在怀孕的33天至3个月末对辐射属于敏感期，在此期间若接受过量的辐射可能导致婴幼儿畸形。据调查显示，日本长岛原子弹事件后部分地区的孕妇容易诞下小头畸形、智力发育障碍的婴儿。对胎儿的辐射，严重的还可导致胚胎期的死亡、畸形乃至白血病和恶性肿瘤。

辐射对环境的危害

（1）土壤和水体的污染：工业或者科学研究用放射性废料，如果处理不当将会导致土壤和水体受到难以恢复的严重污染。泄漏于自然环境中的放射性废料将会广泛与长期的存在于地质层或水体中。例如发生在1986年4月26日的切尔诺贝利核反应堆事故，不仅在当时就造成了大量的人员伤亡与经济损失，即便时至今日还能从当地的土壤与水源中检测到放射性物质严重超标。

（2）生物多样性的损失：过量的辐射会影响生物体的正常生长与繁殖，导致生物发生不可预料的变异与复杂的基因突变。这一系列的变化可能会使当地部分的动植物彻底消失或者产生新的突变后产物，它们会占据当地原生动物的生态位。无论如何，辐射污染都会对原本的生物链造成巨大打击，破坏受污染地的生物多样性。

（3）公众健康问题：人类对于放射性污染的耐受程度相当有限，过量的辐射将会引起不适与疾病。研究表明当生活在长期辐射超标的环境中时，由于人体的免疫系统受损，人们更容易被诱发白血病、各类癌症和慢性放射病等。

辐射防护措施

（1）屏蔽防护：在会产生放射性物质的场所通过使用铅板、混凝土等材料对辐射进行屏蔽，减少辐射对人体的危害。

（2）距离防护：若遇到辐射源，尽量增加对高强度辐射源的距离，避免直接接触放射性物质，减少接触污染物的时间。

（3）宣传和教育：加强辐射防护知识的宣传和教育，提高公众对辐射危害的认识和防范意识，对于可能接触到辐射源的人员进行专业培训和考核。

（4）法规和标准：制订严格的辐射防护法规和标准，加强对辐射源的管理和控制。

（5）医学检查：在满足放射性检查时暴露患病部位的前提下，可以对周围组织器官使用铅皮、铅帽进行遮挡，以保护正常组织。家属等陪同人员在患者不需要陪护的情况下进行回避，减少不必要的辐射。

（6）内照射防护来说，为了防止放射性微尘的吸入，应尽量减少扬尘，或者可通过改变路线、浇湿地面等减少扬尘。戴口罩也可以防止吸入微尘，其阻止放射性微尘的效果可达80%～90%。

（7）孕妇的防护：在怀孕前3个月的期间内，减少电子产品的使用时间，最好避免放射性检查。手机充电时，不要离它太近，最好关机充电。手机在接通瞬间及充电时通话，释放的电磁辐射最大，因此最好在手机响过1～2秒后接听电话。

辐射危害不容忽视，保护公众和环境安全至关重要。我们应该加强对辐射的认知和管理，采取有效的防护措施，减少辐射对人类和环境的影响。同时，呼吁全社会关注辐射问题，共同参与辐射防护工作，保障我们的健康和环境安全。

辐射领域历史人物——诺贝尔奖获得者

　　在过去数个世纪的科学发现与发展中，自从人类接触到了放射性物质开始，我们对其所蕴含的奇妙物理现象的研究就不曾中断。一代又一代的科学家投身于这一危险但迷人的领域，希望能够挖掘出更多隐藏的放射性物质，揭开关于辐射的神秘面纱，最终实现对它们的利用并更进一步在日常生活中与各行各业里帮助到我们。

　　对于一个在当时近乎未知的领域展开研究是一个漫长而又艰辛的过程，而现今在辐射领域所获得的傲人成就更说明了那些科学家们的伟大与不易。为了表彰他们对科学界的卓越贡献，辐射领域的研究者里有相当一部分的佼佼者获得了诺贝尔奖的殊荣（图7-10）。

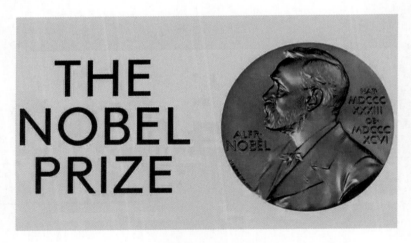

图7-10　诺贝尔奖

威廉·康拉德·伦琴

　　威廉·康拉德·伦琴于1845年3月27日出生于德国莱茵州莱耐普城。

　　1874年，年轻的伦琴成了斯特拉斯堡大学的讲师，第二年他成了符腾堡霍恩海姆农业学院的教授。

1876年，31岁的他再一次地回到了斯特拉斯堡，只不过这一次是作为物理学教授的身份。

1879年，他又被任命为吉森大学的物理学教授。

1888年，伦琴应巴伐利亚政府的特别要求获得了维尔茨堡大学的物理学教授，并于1900年获得慕尼黑大学的物理学教授，这一年他55岁。在这之后伦琴在慕尼黑度过了剩下的职业生涯。

那一次足以影响后世的实验发生在1895年11月初，那时的伦琴一如既往地泡在实验室里忙碌着阴极射线的实验，突然一个不起眼的小现象吸引了他的注意。为了防止周遭的环境自然光影响实验结果，他把例如门窗之类一切透光的地方都遮起来，还特地为放电管用黑色的卡纸做了一个隔光套。可即便如此，他还是在一米外的荧光屏上发现了一道淡淡的光斑，这道光是哪来的？伦琴带着疑惑一遍又一遍的重复实验，最终他得出了一个让他激动万分的结论——这道光斑只能属于一种尚未发现的新射线。

在那之后无数次的实验更加印证了他的想法，他将这种新射线取名为X射线，X的意思既为未知。

他发现这种射线的穿透力异常的强大，不论是木板，硬橡皮还是铝板都不在话下。起初伦琴对他的新发现充满期待，但他还是不知道这种射线的实际用途能有什么。直到后来的一天机缘巧合下伦琴的夫人来到实验室并将手放在了照相底片上，没想到居然出现的影像是手部的骨骼，连手指上的戒指都显示得一清二楚，这也是人类第一次不通过解剖就能直接看到体内的构成。

1895年12月28日伦琴向维尔茨堡物理医学学会递交了第一篇X射线的论文《一种新射线——初步报告》，接着他又完成了《一种新的射线（续篇）》《关于X射线的第三次报告》两篇论文，并成功制造了一个X射线管。伦琴的发现震动了世界，他成了第一位荣获诺贝尔物理学奖的科学家（图7-11）。

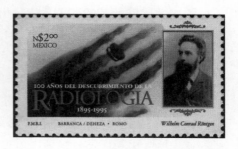

图7-11　纪念伦琴的邮票

安东尼·亨利·贝克勒尔

贝克勒尔于1852年12月15日出生于法国巴黎，出生在一个有名望的学者和科学家家庭。

1872年，就读于巴黎理工大学，后在公路桥梁学校毕业，获得工程师职位。

1878年，在巴黎自然博物馆任物理学教授并与一位土木工程师的女儿结婚，同年生下一子，未来也将是家族的第四代物理学家。

1895年，任理工大学教授。

1896年3月，在得知伦琴发现X射线后，贝克勒尔想起他之前发现与双氧铀硫酸钾盐放在一起但是包在黑纸中的感光板也被意外感光了，起初他认为是因为铀吸收了太阳的能量才放射出的X射线，但是在经过多次实验后，贝克勒尔发现即便隔绝了阳光，底片仍然会被曝光甚至是被更强的曝光了。至此贝克勒尔确认了这种射线是铀原子的特性，与X射线不同，它可以被磁场所偏转，故此推断它由带电粒子组成。贝克勒尔也由此证明了天然放射性的存在并借此发现被授予了1903年诺贝尔物理学奖（图7-12）。

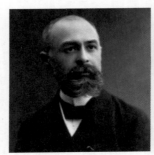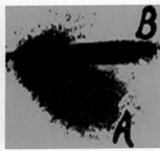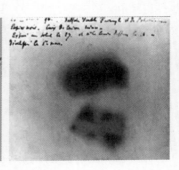

图7-12　贝克勒尔与其研究

玛丽·居里

玛丽·居里于1867年11月7日出生于华沙的一个教师家庭。

1891年9月，去往巴黎求学，11月进入索尔本大学物理系。

1894年4月，经同是波兰学者约瑟夫·科瓦尔斯基教授的介绍与皮埃尔·居里结识。

1895年7月26日，玛丽与皮埃尔·居里在巴黎郊区梭镇结婚。

1897年，正在为自己的博士论文研究寻找灵感的玛丽被当时贝克勒尔的研究成果所吸引与启发，她利用了丈夫皮埃尔与其兄弟雅克建造出来的电子测量仪来对铀所发射的神秘射线进行更加系统与精确的研究测量（图7-13）。她惊喜地发现钍也能发射出射线并且与铀非常相似，它们的射线强度都不取决于自身的化学成分，只与样品中的含量多少有关。最终玛丽得出了一个足以震惊物理学界的结论：辐射并不取决于分子中原子的排列，而是与原子本身的内

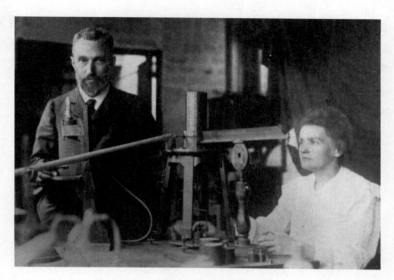

图7-13 居里夫妇工作照

部有关。在那之后，玛丽与其丈夫皮埃尔又一同陆续发现了多种新的放射性元素，包括钍、钋和镭。也因此居里夫妇共同获得了1903年的诺贝尔物理学奖。居里夫人更是凭借着对钋和镭的发现于1911年再次获得诺贝尔物理学奖。

可以说"放射性"这一术语本身就是由居里夫人所创造。

伊蕾娜·约里奥·居里

伊蕾娜于1897年9月12日出生于巴黎，她的父亲皮埃尔·居里与母亲玛丽·居里正是大名鼎鼎的居里夫妇。

年幼的伊蕾娜从小就接受了来自母亲的精英教育。她的母亲甚至与她的同事朋友专门为了伊蕾娜组建了一个合作小组。其中玛丽·居里教授物理，鲍莉·郎之万讲授数学，J·佩兰讲授化学。

1909年，伊蕾娜进入赛维内中学学习，并于第一次世界大战前获得学士学位，后进入巴黎大学学习。

1934年，伊蕾娜追随着父母的脚步与她的丈夫弗雷德里克一同继续着放射性的研究。他们神奇的利用α粒子照射稳定的核素来人为地创造放射性元素。约里奥·居里夫妇尝试实验轰击了一系列的元素，其中的3种产生了人工放射性。他们用钋衰变产生的α粒子轰击铝，产生了放射性磷和一个中子，这种磷会衰变成硅，同时释放出一个正电子。在与硼进行类似的反应之后，它们能够将正电子发射的放射性核素 13N 凝结在一个单独的容器中，这时它们实际上已经人为地创造了一种不同的元素。次年约里奥·居里夫妇因人工放射性方面的贡献获得了 1935 年的诺贝尔化学奖，同时这项伟大的工作也为现代的核医学和放射性药物化学奠定了基础。

1948 年，声名赫赫的伊蕾娜领导建立了法国的第一个核反应堆。

参考文献

1. ENG L, LAM L. Thyroid Function During the Fetal and Neonatal Periods ［J］. Neoreviews, 2020, 21(1): e30–e36.

2. ZHOU Q, XUE S, ZHANG L, et al. Trace elements and the thyroid ［J］. Front Endocrinol (Lausanne), 2022, 13: 904889.

3. CHAPMAN A K, FARMER Z J, MASTRANDREA L D, et al. Neonatal Thyroid Function and Disorders ［J］. Clin Obstet Gynecol, 2019, 62(2): 373–387.

4. FELDT-RASMUSSEN U, EFFRAIMIDIS G, KLOSE M. The hypothalamus-pituitary-thyroid (HPT)-axis and its role in physiology and pathophysiology of other hypothalamus-pituitary functions ［J］. Mol Cell Endocrinol, 2021, 525: 111173.

5. VAN GERWEN M, CERUTTI J M, SINCLAIR C F. Editorial: Environmental exposures and thyroid health ［J］. Front Endocrinol (Lausanne), 2023, 14: 1154547.

6. BURCH H B. Drug Effects on the Thyroid ［J］. N Engl J Med, 2019, 381(8): 749–761.

7. PESCE L, KOPP P. Iodide transport: implications for health and disease ［J］. Int J Pediatr Endocrinol, 2014, 2014(1): 8.

8. Iqbal A, Rehman A. Thyroid Uptake and Scan. In: StatPearls. Treasure Island (FL): StatPearls Publishing 2022 Oct 3.

9. Yavuz S, Puckett Y. Iodine-131 Uptake Study. In: StatPearls. Treasure Island (FL): StatPearls Publishing 2023 Oct 29.

10. MU X, HUANG X, JIANG Z, et al.［(18)F］FAPI-42 PET/CT in differentiated thyroid cancer: diagnostic performance, uptake values, and comparison with 2－［(18)F］FDG PET/CT ［J］. Eur J Nucl Med Mol Imaging, 2023, 50(4): 1205–1215.

11. ROSELAND M E, DEWARAJA Y K, WONG K K. Advanced imaging and theranostics in thyroid cancer〔J〕. Curr Opin Endocrinol Diabetes Obes, 2022, 29(5): 456−465.

12. Kim PD, Tran HD. I−123 Uptake.〔Updated 2023 Jul 31〕. In: StatPearls〔Internet〕. Treasure Island (FL): StatPearls Publishing; 2024 Jan−.

13. GRANI G, SPONZIELLO M, PECCE V, et al. Contemporary Thyroid Nodule Evaluation and Management〔J〕. J Clin Endocrinol Metab, 2020, 105(9): 2869−2883.

14. CHEN D W, LANG B H H, MCLEOD D S A, et al. Thyroid cancer〔J〕. Lancet, 2023, 401(10387): 1531−1544.

15. ALEXANDER E K, CIBAS E S. Diagnosis of thyroid nodules〔J〕. Lancet Diabetes Endocrinol, 2022, 10(7): 533−539.

16. KOBALY K, KIM C S, MANDEL S J. Contemporary Management of Thyroid Nodules〔J〕. Annu Rev Med, 2022, 73: 517−528.

17. ALEXANDER E K, DOHERTY G M, BARLETTA J A. Management of thyroid nodules〔J〕. Lancet Diabetes Endocrinol, 2022, 10(7): 540−548.

18. WONG R, FARRELL S G, GROSSMANN M. Thyroid nodules: diagnosis and management〔J〕. Med J Aust, 2018, 209(2): 92−98.

19. MAXWELL C, SIPOS J A. Clinical Diagnostic Evaluation of Thyroid Nodules〔J〕. Endocrinol Metab Clin North Am, 2019, 48(1): 61−84.

20. WU G, ZOU D, CAI H, et al. Ultrasonography in the diagnosis of Hashimoto's thyroiditis〔J〕. Front Biosci (Landmark Ed), 2016, 21(5): 1006−1012.

21. VARGAS-URICOECHEA H. Molecular Mechanisms in Autoimmune Thyroid Disease〔J〕. Cells, 2023, 12(6).

22. WEETMAN A P. An update on the pathogenesis of Hashimoto's thyroiditis〔J〕. J Endocrinol Invest, 2021, 44(5): 883−890.

23. HENNESSEY J V. Subacute Thyroiditis〔M〕//FEINGOLD K R, ANAWALT B, BLACKMAN M R, et al. Endotext. South Dartmouth (MA); MDText.com, Inc.Copyright © 2000−2024, MDText.com, Inc. 2000.

24. KNOX M A. Thyroid nodules〔J〕. Am Fam Physician, 2013, 88(3): 193−196.

25. KUO J H, MCMANUS C, GRAVES C E, et al. Updates in the management of thyroid nodules〔J〕. Curr Probl Surg, 2019, 56(3): 103−127.

26. 甲状腺疾病诊治指南——甲状腺功能减退症［J］.中华内科杂志，2007，46（11）：967-971.

27. 黄丽君，钟金清，张建华，等.血清FT3、FT4、TSH单项及联合检测对临床诊断甲状腺功能的效能［J］.中国医药指南，2023，21（33）：123-125.

28. 倪青.甲状腺功能亢进症病证结合诊疗指南（2021-01-20）［J］.世界中医药，2021，16（02）：193-196.

29. ORTIGA-CARVALHO T M, CHIAMOLERA M I, PAZOS-MOURA C C, et al. Hypothalamus-Pituitary-Thyroid Axis［J］. Compr Physiol, 2016, 6(3): 1387-1428.

30. FAVRESSE J, BURLACU M C, MAITER D, et al. Interferences With Thyroid Function Immunoassays: Clinical Implications and Detection Algorithm［J］. Endocr Rev, 2018, 39(5): 830-850.

31. KIESS W, KIRSTEIN A S, KRATZSCH J, et al. Thyroid — what is a healthy thyroid function test?［J］. J Pediatr Endocrinol Metab, 2023, 36(3): 223-224.

32. DAYAN C M. Interpretation of thyroid function tests［J］. Lancet, 2001, 357(9256): 619-624.

33. 标准·方案·指南——成人甲状腺功能减退症的诊治指南推荐要点［J］.中国全科医学，2018，21（1）：122.

34. GITTOES N J, FRANKLYN J A. Hyperthyroidism. Current treatment guidelines［J］. Drugs, 1998, 55(4): 543-553.

35. SJöLIN G, HOLMBERG M, TöRRING O, et al. The Long-Term Outcome of Treatment for Graves' Hyperthyroidism［J］. Thyroid, 2019, 29(11): 1545-1557.

36. LUSTER M, PFESTROFF A, HäNSCHEID H, et al. Radioiodine Therapy ［J］. Semin Nucl Med, 2017, 47(2): 126-134.

37. FAREBROTHER J, ZIMMERMANN M B, ANDERSSON M. Excess iodine intake: sources, assessment, and effects on thyroid function［J］. Ann N Y Acad Sci, 2019, 1446(1): 44-65.

38. JOHNSON J L, FELICETTA J V. Hyperthyroidism: a comprehensive review ［J］. J Am Acad Nurse Pract, 1992, 4(1): 8-14.

39. ROSS D S, BURCH H B, COOPER D S, et al. 2016 American Thyroid Association Guidelines for Diagnosis and Management of Hyperthyroidism and

Other Causes of Thyrotoxicosis［J］. Thyroid, 2016, 26(10): 1343−1421.

40.　ACKA K, FRACZEK M M.［Classification and etiology of hyperthyroidism］
［J］. Pol Merkur Lekarski, 2014, 36(213): 206−211.

41. MARIANI G, TONACCHERA M, GROSSO M, et al. The Role of Nuclear
Medicine in the Clinical Management of Benign Thyroid Disorders, Part 1:
Hyperthyroidism［J］. J Nucl Med, 2021, 62(3): 304−312.

42. AUER J, BERENT R, WEBER T, et al. Hyperthyroidism［J］. Lancet, 2003,
362(9395): 1584.

43. RAJAN N, KHANAL T, RINGEL M D. Progression and dormancy in metastatic
thyroid cancer: concepts and clinical implications［J］. Endocrine, 2020, 70(1):
24−35.

44. DE LA VIEJA A, RIESCO-EIZAGUIRRE G. Radio-Iodide Treatment: From
Molecular Aspects to the Clinical View［J］. Cancers (Basel), 2021, 13(5):
995.

45. KRUGER E, TORAIH E A, HUSSEIN M H, et al. Thyroid Carcinoma: A
Review for 25 Years of Environmental Risk Factors Studies［J］. Cancers
(Basel), 2022, 14(24): 6172.

46. LIN B, MA H, MA M, et al. The incidence and survival analysis for anaplastic
thyroid cancer: a SEER database analysis［J］. Am J Transl Res, 2019, 11(9):
5888−5896.

47. MANIAKAS A, DADU R, BUSAIDY N L, et al. Evaluation of Overall Survival
in Patients With Anaplastic Thyroid Carcinoma, 2000−2019［J］. JAMA
Oncol, 2020, 6(9): 1397−1404.

48. 刘敬敬，曹水.甲状腺未分化癌88例治疗及预后分析［J］.肿瘤防治研究，
2019，46（05）：431−435.

49. BALOCH Z W, ASA S L, BARLETTA J A, et al. Overview of the 2022 WHO
Classification of Thyroid Neoplasms［J］. Endocr Pathol, 2022, 33(1): 27−63.

50. 徐禛，黄天桥，黄沂传，等.异位甲状腺的诊断及治疗研究进展［J］.山东
医药，2020，60（19）：104−107.

51. 徐峰，田景琦，黄黎明.异位甲状腺临床诊治分析［J］.中国耳鼻咽喉头颈
外科，2013，20（04）：221−222.

52. 陈义均.核医学显像鉴别头颈部可疑异位甲状腺的价值［J］.中国实用医

药, 2020, 15（09）: 25-27.

53. ALANAZI S M, LIMAIEM F. Ectopic Thyroid［M］. StatPearls. Treasure Island (FL) ineligible companies. Disclosure: Faten Limaiem declares no relevant financial relationships with ineligible companies.; StatPearls Publishing Copyright © 2024, StatPearls Publishing LLC. 2024.

54. NOUSSIOS G, ANAGNOSTIS P, GOULIS D G, et al. Ectopic thyroid tissue: anatomical, clinical, and surgical implications of a rare entity［J］. Eur J Endocrinol, 2011, 165(3): 375-382.

55. IBRAHIM N A, FADEYIBI I O. Ectopic thyroid: etiology, pathology and management［J］. Hormones (Athens), 2011, 10(4): 261-269.

56. GUERRA G, CINELLI M, MESOLELLA M, et al. Morphological, diagnostic and surgical features of ectopic thyroid gland: a review of literature［J］. Int J Surg, 2014, 12 Suppl 1: S3-11.

57. CHITTIMOJU S B, PEARCE E N. Iodine Deficiency and Supplementation in Pregnancy［J］. Clin Obstet Gynecol, 2019, 62(2): 330-338.

58. MIKULSKA A A, KARAŹ NIEWICZ-ŁADA M, FILIPOWICZ D, et al. Metabolic Characteristics of Hashimoto's Thyroiditis Patients and the Role of Microelements and Diet in the Disease Management-An Overview［J］. Int J Mol Sci, 2022, 23(12): 6580.

59. WANG F, LI C, LI S, et al. Selenium and thyroid diseases［J］. Front Endocrinol (Lausanne), 2023, 14: 1133000.

60. HATCH-MCCHESNEY A, LIEBERMAN H R. Iodine and Iodine Deficiency: A Comprehensive Review of a Re-Emerging Issue［J］. Nutrients, 2022, 14(17): 3474.

61. KöHRLE J. Selenium, Iodine and Iron-Essential Trace Elements for Thyroid Hormone Synthesis and Metabolism［J］. Int J Mol Sci, 2023, 24(4): 3393.

62. LEY D, TURCK D. Iodine supplementation: is there a need?［J］. Curr Opin Clin Nutr Metab Care, 2021, 24(3): 265-270.

63. PEARCE E N, ZIMMERMANN M B. The Prevention of Iodine Deficiency: A History［J］. Thyroid, 2023, 33(2): 143-149.

64. LISCO G, DE TULLIO A, TRIGGIANI D, et al. Iodine Deficiency and Iodine Prophylaxis: An Overview and Update［J］. Nutrients, 2023, 15(4): 1004.

65. LENNON A M, BUCHANAN A H, KINDE I, et al. Feasibility of blood testing combined with PET—CT to screen for cancer and guide intervention［J］. Science, 2020, 369(6499).

66. LI M, YOUNIS M H, ZHANG Y, et al. Clinical summary of fibroblast activation protein inhibitor-based radiopharmaceuticals: cancer and beyond［J］. Eur J Nucl Med Mol Imaging, 2022, 49(8): 2844—2868.

67. GIESEL F L, KRATOCHWIL C, LINDNER T, et al. (68)Ga—FAPI PET/CT: Biodistribution and Preliminary Dosimetry Estimate of 2 DOTA-Containing FAP-Targeting Agents in Patients with Various Cancers［J］. J Nucl Med, 2019, 60(3): 386—392.

68. KRATOCHWIL C, FLECHSIG P, LINDNER T, et al. (68)Ga—FAPI PET/CT: Tracer Uptake in 28 Different Kinds of Cancer［J］. J Nucl Med, 2019, 60(6): 801—805.

69. WANG L, WANG H, JIANG Y, et al. The efficacy and dosimetry analysis of CT-guided (125)I seed implantation assisted with 3D-printing non-co-planar template in locally recurrent rectal cancer［J］. Radiat Oncol, 2020, 15(1): 179.

70. LIU Y, TANG H, SONG T, et al. Organotrifluoroborate enhances tumor targeting of fibroblast activation protein inhibitors for targeted radionuclide therapy［J］. Eur J Nucl Med Mol Imaging, 2023, 50(9): 2636—2646.

71. KAEWPUT C, VINJAMURI S. Role of Combined (68)Ga DOTA-Peptides and (18)F FDG PET/CT in the Evaluation of Gastroenteropancreatic Neuroendocrine Neoplasms［J］. Diagnostics (Basel), 2022, 12(2): 280.

72. ZHENG R, ZHAO H, AN L, et al. Incidence and survival of neuroendocrine neoplasms in China with comparison to the United States［J］. Chin Med J (Engl), 2023, 136(10): 1216—1224.

73. HOFLAND J, BRABANDER T, VERBURG F A, et al. Peptide Receptor Radionuclide Therapy［J］. J Clin Endocrinol Metab, 2022, 107(12): 3199—3208.

74. RöSCH F, HERZOG H, QAIM S M. The Beginning and Development of the Theranostic Approach in Nuclear Medicine, as Exemplified by the Radionuclide

Pair (86)Y and (90)Y〔J〕. Pharmaceuticals (Basel), 2017, 10(2): 56.

75. FOSTER A, NIGAM S, TATUM D S, et al. Novel theranostic agent for PET imaging and targeted radiopharmaceutical therapy of tumour-infiltrating immune cells in glioma〔J〕. EBioMedicine, 2021, 71: 103571.

76. RAHBAR K, BODEI L, MORRIS M J. Is the Vision of Radioligand Therapy for Prostate Cancer Becoming a Reality? An Overview of the Phase III VISION Trial and Its Importance for the Future of Theranostics〔J〕. J Nucl Med, 2019, 60(11): 1504−1506.

77. HENNRICH U, EDER M.〔(68)Ga〕Ga−PSMA−11: The First FDA-Approved (68)Ga-Radiopharmaceutical for PET Imaging of Prostate Cancer〔J〕. Pharmaceuticals (Basel), 2021, 14(8): 713.

78. BALLINGER J R. Theranostic radiopharmaceuticals: established agents in current use〔J〕. Br J Radiol, 2018, 91(1091): 20170969.

79. BARRETT K E, HOUSON H A, LIN W, et al. Production, Purification, and Applications of a Potential Theranostic Pair: Cobalt−55 and Cobalt−58m〔J〕. Diagnostics (Basel), 2021, 11(7): 1235.

80. SANDERS V A, CUTLER C S. Radioarsenic: A promising theragnostic candidate for nuclear medicine〔J〕. Nucl Med Biol, 2021, 92: 184−201.

81. MIKOLAJCZAK R, HUCLIER-MARKAI S, ALLIOT C, et al. Production of scandium radionuclides for theranostic applications: towards standardization of quality requirements〔J〕. EJNMMI Radiopharm Chem, 2021, 6(1): 19.

82. LIU X, SONG J, ZHANG H, et al. Immune checkpoint HLA-E:CD94-NKG2A mediates evasion of circulating tumor cells from NK cell surveillance〔J〕. Cancer Cell, 2023, 41(2): 272−87.e9.

83. 张钦程，张喜善.脊柱转移性肿瘤微创治疗的研究现状〔J〕.中国矫形外科杂志，2021，29（03）：245−248.

84. 苏应瑞，黄丽群，谢龙，等.^{99m}Tc−MDP SPECT/CT断层融合显像在鉴别脊柱良、恶性病变中的应用价值〔J〕.临床放射学杂志，2019，38（11）：2144−2147.

85. 袁航，王俊超，浦晓佳，等.多模态融合骨显像诊断肺癌骨转移的增益价值〔J〕.江苏医药，2019，45（09）：936−937+93.

86. 王安波，冯丽佳，倪萍萍，等.[68]Ga标记前列腺特异性膜抗原与18F标记氟化钠PET/CT对前列腺癌骨转移瘤的诊断效能［J］.中国医学科学院学报，2023，45（04）：634−639.

87. 于军，任东栋，任春玲，等.对比PET/MRI与PET/CT检出肝转移癌效能［J］.中国医学影像技术，2021，37（11）：1609−1613.

88. 原发性骨质疏松症诊治指南（2011）［J］.中华骨质疏松和骨矿盐疾病杂志，2011，4（01）：2−17.

89. 原发性骨质疏松症诊疗指南（2022）［J］.中华骨质疏松和骨矿盐疾病杂志，2022，15（06）：573−611.

90. 崔华，王朝晖，吴剑卿，等.老年人肌少症防控干预中国专家共识（2023）［J］.中华老年医学杂志，2023，42（2）：144−153.

91. 吴艳波，朱家弘，宋伟东，等.肌少症影像诊断及其与雌激素的研究进展［J］.医学影像学杂志，2023，33（07）：1248−1251.

92. CRUZ-JENTOFT A J, SAYER A A. Sarcopenia［J］. Lancet, 2019, 393(10191): 2636−2646.

93. 王佳宁，龚熹.2019年运动医学领域热点回眸［J］.科技导报，2020，38（03）：208−216.

94. DENNISON E M, SAYER A A, COOPER C. Epidemiology of sarcopenia and insight into possible therapeutic targets［J］. Nat Rev Rheumatol, 2017, 13(6): 340−347.

95. BAUER J, MORLEY J E, SCHOLS A, et al. Sarcopenia: A Time for Action. An SCWD Position Paper［J］. J Cachexia Sarcopenia Muscle, 2019, 10(5): 956−961.

96. 王洪娇，王晓楠，王丹.常见放射性核素在骨转移癌伴骨痛中的应用进展［J］.癌症进展，2019，17（06）：639−641.

97. 余春林，崔新江，曹贵文，等.[125]I粒子植入术治疗转移性骨痛的临床应用［J］.介入放射学杂志，2016，25（06）：515−518.

98. 何作祥.心肌灌注显像的临床应用［J］.中华心血管病杂志，2004，32（7）：665−667.

99. PONISIO M R, ZEMPEL J M, DAY B K, et al. The Role of SPECT and PET in Epilepsy［J］. AJR Am J Roentgenol, 2021, 216(3): 759−768.

100. KANG C K, SONG M G, YANG J, et al. Severity Evaluation of Regional

Cerebrovascular Reactivity in Acute Stroke Patients Using SPECT［J］. Curr Med Imaging, 2022, 18(8): 837−844.

101. LEE D S, LEE S K, LEE M C. Functional neuroimaging in epilepsy: FDG PET and ictal SPECT［J］. J Korean Med Sci, 2001, 16(6): 689−696.

102. KAUR K, GARG A, TRIPATHI M, et al. Comparative contribution of magnetoencephalography (MEG) and single-photon emission computed tomography (SPECT) in pre-operative localization for epilepsy surgery: A prospective blinded study［J］. Seizure, 2021, 86: 181−188.

103. STURM J W, NEWTON M R, CHINVARUN Y, et al. Ictal SPECT and interictal PET in the localization of occipital lobe epilepsy［J］. Epilepsia, 2000, 41(4): 463−466.

104. 王跃涛，杨敏福.核素心肌显像临床应用指南（2018）中华心血管病杂志，2019，47（7）：519−527.

105. 中华医学会核医学分会，中华医学会心血管病学分会.核素心肌显像临床应用指南（2018）［J］.中华心血管病杂志，2019，47（7）：519−527.

106. 林振宇，李殿富.核素心肌灌注显像在冠心病中的应用进展［J］.心血管病学进展，2013，34（05）：626−630.

107. 姜婧晨，王雪梅，张凯秀.¹⁸F−FDG PET/CT心肌代谢显像图像质量影响因素的研究进展［J］.国际放射医学核医学杂志，2020，44（02）：114−118.

108. 张晓丽，刘秀杰，史蓉芳，等.¹⁸F−FDGPET心肌代谢显像对冠心病左心功能受损患者的预后价值［J］.中华核医学杂志，2000，20（4）：145−147.

109. 李庆印，刘裕文，郝云霞，等.急诊经皮冠状动脉介入治疗护理现状与思考［J］.中华急危重症护理杂志，2021，2（1）：32−36.

110. 谢文晖，蔡小佳，雷贝，等.双核素心肌显像预测PCI术后心功能改善的评价［J］.中国医学计算机成像杂志，2010，16（03）：250−254.

111. 中华医学会心血管病学分会介入心脏病学组，中国医师协会心血管内科医师分会血栓防治专业委员会，中华心血管病杂志编辑委员会.中国经皮冠状动脉介入治疗指南（2016）［J］.中华心血管病杂志，2016，44（5）：382−400.

112. 任静芸，何山，田庄，等.核医学显像在心肌淀粉样变诊断中的应用进展

〔J〕.中华核医学与分子影像杂志，2019，39（12）：759-762.

113. 张元丽，李慧敏，郭小闪，等.核医学显像在心脏淀粉样变性中的应用进展〔J〕.国际放射医学核医学杂志，2023，47（6）：372-377.

114. 费亮，范光明，沈金丹，等.放射性核素显像在心肌淀粉样变性诊疗中的研究进展〔J〕.医学综述，2023，29（14）：2868-2873.

115. 2023 Alzheimer's disease facts and figures〔J〕. Alzheimers Dement, 2023, 19(4): 1598-1695.

116. HALL B, MAK E, CERVENKA S, et al. In vivo tau PET imaging in dementia: Pathophysiology, radiotracer quantification, and a systematic review of clinical findings〔J〕. Ageing Res Rev, 2017, 36: 50-63.

117. YOUSAF T, DERVENOULAS G, VALKIMADI P E, et al. Neuroimaging in Lewy body dementia〔J〕. J Neurol, 2019, 266(1): 1-26.

118. NESTOR P J, ALTOMARE D, FESTARI C, et al. Clinical utility of FDG-PET for the differential diagnosis among the main forms of dementia〔J〕. Eur J Nucl Med Mol Imaging, 2018, 45(9): 1509-1525.

119. WALKER M E, O'DONNELL A A, HIMALI J J, et al. Associations of the Mediterranean-Dietary Approaches to Stop Hypertension Intervention for Neurodegenerative Delay diet with cardiac remodelling in the community: the Framingham Heart Study〔J〕. Br J Nutr, 2021, 126(12): 1888-1896.

120. ROSENBERG A, NGANDU T, RUSANEN M, et al. Multidomain lifestyle intervention benefits a large elderly population at risk for cognitive decline and dementia regardless of baseline characteristics: The FINGER trial〔J〕. Alzheimers Dement, 2018, 14(3): 263-270.

121. KRAKOVSKA O, CHRISTIE G J, FARZAN F, et al. Healthy memory aging — the benefits of regular daily activities increase with age〔J〕. Aging (Albany NY), 2021, 13(24): 25643-25652.

122. KARP A, PAILLARD-BORG S, WANG H X, et al. Mental, physical and social components in leisure activities equally contribute to decrease dementia risk〔J〕. Dement Geriatr Cogn Disord, 2006, 21(2): 65-73.

123. WANG Z, MARSEGLIA A, SHANG Y, et al. Leisure activity and social integration mitigate the risk of dementia related to cardiometabolic diseases: A population-based longitudinal study〔J〕. Alzheimers Dement, 2020, 16(2):

316−325.

124. TU W J, WANG L D. China stroke surveillance report 2021［J］. Mil Med Res, 2023, 10(1): 33.

125. 王陇德，彭斌，张鸿祺，等.《中国脑卒中防治报告2020》概要［J］.中国脑血管病杂志，2022，19（02）：136−144.

126. LIU Y, KARONEN J O, VANNINEN R L, et al. Cerebral Hemodynamics in Human Acute Ischemic Stroke: A Study with Diffusion-and Perfusion-Weighted Magnetic Resonance Imaging and SPECT［J］. Journal of Cerebral Blood Flow & Metabolism, 2000, 20(6): 910−920.

127. LOUIS D N, PERRY A, WESSELING P, et al. The 2021 WHO Classification of Tumors of the Central Nervous System: a summary［J］. Neuro Oncol, 2021, 23(8): 1231−1251.

128. DUNET V, POMONI A, HOTTINGER A, et al. Performance of 18F-FET versus ^{18}F-FDG-PET for the diagnosis and grading of brain tumors: systematic review and meta-analysis［J］. Neuro Oncol, 2016, 18(3): 426−434.

129. ZHANG G, LI J, HUI X. Use of ^{18}F-FDG-PET/CT in differential diagnosis of primary central nervous system lymphoma and high-grade gliomas: A meta-analysis［J］. Front Neurol, 2022, 13: 935459.

130. CAO X, TAN D, LIU Z, et al. Differentiating solitary brain metastases from glioblastoma by radiomics features derived from MRI and ^{18}F-FDG-PET and the combined application of multiple models［J］. Sci Rep, 2022, 12(1): 5722.

131. LI L, MU W, WANG Y, et al. A Non-invasive Radiomic Method Using ^{18}F-FDG PET Predicts Isocitrate Dehydrogenase Genotype and Prognosis in Patients With Glioma［J］. Front Oncol, 2019, 9: 1183.

132. 国家卫生健康委员会医政医管局，中国抗癌协会脑胶质瘤专业委员会，中国医师协会脑胶质瘤专业委员会.脑胶质瘤诊疗指南（2022版）［J］.中华神经外科杂志，2022，38（8）：757−777.

133. 中国抗癌协会脑胶质瘤专业委员会，胶质母细胞瘤的肿瘤电场治疗专家共识撰写组.胶质母细胞瘤的肿瘤电场治疗专家共识［J］.中华神经外科杂志，2021，37（11）：1081−1089.

134. 樊星，刘幸，柴睿超，等.2020版美国国立综合癌症网络脑胶质瘤临床实践指南解读［J］.中华神经外科杂志，2021，37（6）：541-545.

135. LAW I, ALBERT N L, ARBIZU J, et al. Joint EANM/EANO/RANO practice guidelines/SNMMI procedure standards for imaging of gliomas using PET with radiolabelled amino acids and［(18)F］FDG: version 1.0［J］. Eur J Nucl Med Mol Imaging, 2019, 46(3): 540-557.

136. KATSANOS A H, ALEXIOU G A, FOTOPOULOS A D, et al. Performance of ^{18}F-FDG, 11C-Methionine, and 18F-FET PET for Glioma Grading: A Meta-analysis［J］. Clin Nucl Med, 2019, 44(11): 864-869.

137. HIRATA T, KINOSHITA M, TAMARI K, et al. 11C-methionine-18F-FDG dual-PET-tracer-based target delineation of malignant glioma: evaluation of its geometrical and clinical features for planning radiation therapy［J］. J Neurosurg, 2019, 131(3): 676-686.

138. PADMA M V, SAID S, JACOBS M, et al. Prediction of pathology and survival by FDG PET in gliomas［J］. J Neurooncol, 2003, 64(3): 227-237.

139. HERRMAN H, PATEL V, KIELING C, et al. Time for united action on depression: a Lancet-World Psychiatric Association Commission［J］. Lancet,2022,399(10328):957-1022.

140. 中华医学会行为医学分会，中华医学会行为医学分会认知应对治疗学组.抑郁症治疗与管理的专家推荐意见（2022年）［J］.中华行为医学与脑科学杂志，2023，32（3）：193-202.

141. 胡伟，赵军.缺血性脑卒中的放射性核素显像［J］.中华核医学与分子影像杂志，2018，38（6）：444-453.

142. TONY K, STEVE P, IFIGENEIA M，等.成人抑郁症的管理：新版NICE指南更新总结［J］.英国医学杂志中文版，2022，25（11）：664-669.

143. LI J, YANG Y, ZHU Y, et al. Towards characterizing the regional cerebral perfusion in evaluating the severity of major depression disorder with SPECT/CT［J］. BMC Psychiatry, 2018, 18(1): 70.

144. HANADA H, IMANAGA J, YOSHIIWA A, et al. The value of ethyl cysteinate dimer single photon emission computed tomography in predicting antidepressant treatment response in patients with major depression［J］. Int J Geriatr Psychiatry, 2013, 28(7): 756-765.

145. 吴骥，邓玮玮，范敏，等.PET及PET/CT对抑郁症的研究现状及进展

［J］.中国医学影像技术，2019，35（03）：447–450.

146. KITAMURA S, KIMURA Y, TAKAHATA K, et al. Serotonergic Neurotransmission in Limbic Regions May Reflect Therapeutic Response of Depressive Patients: A PET Study With ^{11}C-WAY-100635 and ^{18}F-MPPF［J］. Int J Neuropsychopharmacol, 2023, 26(7): 474–482.

147. BARTLETT E A, ZANDERIGO F, STANLEY B, et al. In vivo serotonin transporter and 1A receptor binding potential and ecological momentary assessment (EMA) of stress in major depression and suicidal behavior［J］. Eur Neuropsychopharmacol, 2023, 70: 1–13.